I0786169

I contenuti di questo libro appartengono ai rispettivi proprietari.

Testi e materiali inseriti nel libro non potranno essere pubblicati, riscritti, commercializzati, distribuiti, da parte dei lettori e dei terzi in genere, in alcun modo e sotto qualsiasi forma salvo preventiva autorizzazione da parte dei rispettivi proprietari.

I contenuti offerti da questo libro sono stati redatti con la massima cura. L'autrice tuttavia, declina ogni responsabilità, diretta e indiretta, nei confronti dei lettori e in generale di qualsiasi terzo, per eventuali imprecisioni, errori, omissioni, danni (diretti, indiretti, conseguenti, punibili e sanzionabili) derivanti dai suddetti contenuti.

É proibita la riproduzione, anche parziale, in ogni forma o mezzo, senza espresso permesso scritto dei rispettivi proprietari.

**Perdere Peso Velocemente:** *Come Bruciare i Grassi e Dimagrire Senza Dieta per Vivere Sani*



1. edizione: 2018

Stampa: CreateSpace Independent Publishing Platform

ISBN-13: 978-1721205356
ISBN-10: 1721205357

# PERDERE PESO VELOCEMENTE

## Come Bruciare i Grassi e Dimagrire Senza Dieta per Vivere Sani

Martina Lombardi

# Indice

# INTRODUZIONE

*"Inizio lunedì."*

*"Basta carboidrati."*

*"Stavolta dieta ferrea!"*

Quante volte abbiamo sentito queste frasi? E quante volte le abbiamo ripetute a noi stessi, convinti che il solo brontolare esclamandole allo specchio potesse servire a qualcosa? Eppure, diete fai da te, diete sbilanciate e regimi alimentari restrittivi, che riscuotono da sempre un grande successo, non solo non hanno mai veramente funzionato, ma hanno fallito in maniera plateale lasciandoci spesso con un senso di insoddisfazione e fallimento. Fino ad oggi.

Oltre ai cibi "spazzatura" vi proponiamo di eliminare innanzitutto le errate credenze che riguardano la nutrizione, e seguirci in un viaggio alla riscoperta del piacere del mangiare e del vivere sani sfruttando al meglio i doni che la natura ci regala ogni giorno. Liberandoci dalle forzature e dai falsi miti in fatto di alimentazione che ci accompagnano da anni è possibile vivere con leggerezza, introducendo un nuovo modo di mangiare controllato e bilanciato, efficace e che ci aiuti a perdere peso facilmente, in fretta e senza soffrire.

Se state cercando da mesi (e in molti casi da anni) di perdere peso ma non ci siete ancora riusciti, questa guida è davvero ciò che fa per voi. Quello che vi proponiamo non è una dieta, piuttosto un cambio di prospettiva, una volta per tutte. È semplice, è efficace, è per sempre. Ed è sexy, proprio come lo sarete voi quando tornerete a sorridere!

Prima di addentrarci nel nostro percorso per perdere peso velocemente bruciando i grassi e vivendo in maniera più sana, un piccolo e doveroso avvertimento: quando si parla di nutrizione i miracoli non accadono. Né tantomeno funzionano le magiche pillole dimagranti che vi faranno bruciare i chili in eccesso.

È un peccato, ma già lo sapevamo, no? Le soluzioni miracolose che accadono da sole non esistono. Ciò che è davvero efficace, al contrario, è intraprendere un percorso di eventi e azioni che sono la diretta conseguenza di una promessa in primis e di un impegno poi. La vostra promessa a impegnarvi in un cammino che, se seguito con impegno e disciplina, porterà i frutti sperati in breve tempo!

Non vi prometteremo risultati a breve termine seguendo regimi calorici altamente restrittivi o peggio ancora prolungati digiuni, ma piuttosto un semplice modello evergreen (che potrete utilizzare sempre, modificandolo con qualche accorgimento quando avrete bisogno di mantenere il peso raggiunto), basato sulla sostituzione e sull'abbinamento di alcuni cibi con altri, per consentire al vostro corpo di rispondere in maniera efficiente alla loro introduzione consentendovi di perdere peso senza sforzo e bruciando i grassi (i reali responsabili di malattie e di chili in eccesso).

Niente paura, quindi! Liberarsi delle diete si può, e imparare a vivere seguendo un regime alimentare sano e leggero è già realtà! Vi chiediamo solo di preparare alcune cose che vi serviranno da bussola durante il percorso: un evidenziatore, un blocco note per prendere appunti, un quaderno per fare la lista della spesa e tanta tanta costanza e determinazione... al resto ci abbiamo già pensato noi! E i risultati sperati arriveranno prima ancora che ve ne rendiate conto.

Il percorso che state per intraprendere è appassionante, e una volta capito potrà essere messo in pratica sempre, proprio perché non è una dieta.

Noi siamo pronti. Cominciamo?

# CAPITOLO 1 – BRUCIARE I GRASSI E DIMAGRIRE SENZA DIETA: OGGI È REALTÀ

Siamo costantemente bombardati da pubblicità di pillole miracolose o dispositivi che ci aiutano a bruciare i grassi. Rimedi infallibili, dicono, per risolvere il problema dei chili in eccesso una volta per tutte.

E ogni metodo, ovviamente, promette di essere l'unico che funziona. E non sono solo le aziende a fare questa affermazione. Tutti vogliono raccontarvi il loro nuovo modo di mangiare, la loro ultima "dieta ad eliminazione" e il nuovissimo allenamento che stanno facendo per bruciare i grassi. Il problema è che la maggior parte di essi sono, come potete immaginare, dei falsi miti.

In questo capitolo vogliamo parlarvi proprio di alcune idee errate in fatto di alimentazione, per aiutarvi a districarvi nel mare di informazioni e cominciare a capire come interpretarle. Per scegliere un programma alimentare che vi aiuti davvero a bruciare i grassi e dimagrire senza dieta. Una volta per tutte.

# Perdere peso: i falsi miti

*Smettere di mangiare i grassi*

Kelly Puryear, nutrizionista, dietista e fondatrice di *Fuel for the Soul*, sostiene che uno dei più grandi falsi miti riguardo all'alimentazione è che seguire una dieta povera di grassi aiuti a bruciare i grassi e perdere peso. Una dieta povera di grassi spesso contiene una percentuale più alta di zuccheri, e gli zuccheri aumentano l'insulina, che è un ormone che promuove proprio la conservazione dei grassi. Seguire una dieta ricca di grassi, al contrario, ha un effetto minimo sull'insulina, e favorisce quindi la combustione di grasso per formare energia. In breve, mangiare grassi sani brucia il grasso corporeo! Incredibile, vero?

Logicamente stiamo parlando di grassi sani: alimenti con percentuali elevate di grassi salutari sono proprio ciò di cui il corpo ha bisogno come fonte di energia per bruciare i chili in eccesso e perdere peso più velocemente. I grassi sani hanno solo bisogno di essere insaturi e di essere in bassa percentuale, quindi non bisogna consumarne in quantità elevate durante la giornata. Prendete carta e penna e iniziamo la lista della spesa: avocado, noci e mandorle per gli omega 3 e semi di chia.

*Eliminare i carboidrati*

Oltre al mito secondo il quale mangiare pochi grassi porterà a bruciare più calorie, molte persone credono che eliminare completamente i carboidrati dall'alimentazione sia la strada giusta da seguire. In realtà, il più comune fraintendimento del bruciare i grassi in eccesso è proprio il concetto che eliminare i carboidrati equivalga a eliminare anche il grasso. Questa idea sbagliata di solito si accompagna al timore di introdurre nell'alimentazione carboidrati amidacei come riso, pane e patate, e spesso si estende alla paura della frutta, che viene guardata male a causa dello zucchero contenuto al suo interno. Ma questo semplicemente non è vero.

Una dieta ricca di cereali integrali come riso integrale, farina d'avena e pane integrale così come frutta e verdura, comprese patate e patate dolci, è una parte incredibilmente importante di una dieta sana. Questi alimenti sono molto ricchi di fibre alimentari e aiutano a mantenerci non solo nutriti, ma anche sazi e soddisfatti. Quindi via libera ai carboidrati, ma quelli "buoni".

*I miracolosi cibi brucia grassi*

Mentre molte persone credono che certi cibi facciano ingrassare, c'è anche la convinzione che certi cibi possono bruciare grassi. La famosa nutrizionista Kaleigh McMordie spiega come questo sia ancora una volta un falso mito. Nessun cibo di per sé è capace di bruciare i grassi. Alcuni alimenti sono sicuramente più salutari di altri, ma non ci sono alimenti miracolosi (olio di cocco, aceto di sidro di mele ecc.) capaci di bruciare i grassi da soli.

Una dieta bilanciata piena di frutta, verdura, cereali integrali e proteine magre, assieme all'esercizio fisico costante è l'unico metodo infallibile capace di favorire la perdita di peso. E anche se sembra un punto a sfavore di questo ragionamento, in realtà è un pensiero che ci può sollevare: bruciare grassi e perdere peso velocemente si può, e dipende da una combinazione vincente di fattori governati da noi stessi. Meglio così, no?

*Mangiare cibi sani fa perdere peso automaticamente*

Sano non necessariamente implica basso contenuto calorico e viceversa. Avete mai fatto caso che a volte, mangiando cibo super sano, avete comunque guadagnato peso e messo su grasso corporeo? Come mai?

Mantenere un deficit calorico (bruciare più calorie di quelle che si consumano) è l'unico modo per perdere peso, escludendo la chirurgia.

Anche se molti alimenti salutari aiutano a perdere peso, è possibile aumentare di peso mangiando cibo sano proprio perché spesso si ingeriscono più calorie di quante se ne consumano. Può perfino capitare di perdere peso mentre si mangia cibo non sano. Il fattore determinante, nel caso specifico e limitato di questo ragionamento, non è la salute, ma le calorie. Noi vogliamo aiutarvi a perdere peso, ma mangiando bene per garantire anche una migliore condizione alla vostra salute.

*Fare detox con succhi e concentrati*

La dott.ssa Caroline Apovian, direttrice del *Centro di nutrizione e controllo del peso* presso *il Boston Medical Center*, ha affrontato questo falso mito diverse volte con i pazienti del suo Centro. Ciò non sorprende visto che i detossificanti alla frutta sono la moda del momento, vantando una serie di benefici per la salute, oltre al bruciare grassi corporei. La disintossicazione è una funzione del fegato e dei reni, e bere un succo anche se fatto con frutta e verdura non necessariamente aiuta a rimuovere le tossine dal corpo.

Attenzione, poi, ai succhi ricchi di zuccheri e poveri di fibre che possono provocare un picco glicemico nel sangue, seguito rapidamente da una grande fame (nemica della perdita di peso). Sebbene nel primo periodo è possibile una perdita di peso, consumare solo succhi concentrati rallenta anche il metabolismo a causa della mancanza di proteine. Quando poi si ricomincia di nuovo a mangiare normalmente, il metabolismo si riavvia più lentamente e i grassi vengono bruciati con più fatica, con la possibilità di riacquistare il peso perso. Un gioco che non vale la candela, non vi sembra?

## Il percorso vincente per perdere peso e mantenerlo

Ammettiamolo, se dovessimo seguire la scia di tutti i falsi miti che promettono di bruciare i grassi e dimagrire velocemente, probabilmente finiremmo affamati, arrabbiati, stanchi e ancora in compagnia dei nostri chili di troppo. Anche se può non sembrare affascinante quanto gli altri, il vero e provato metodo infallibile di bilanciare l'allenamento della forza con il cardio-condizionamento quasi tutti i giorni della settimana, associato a una dieta sana con macronutrienti bilanciati (proteine, carboidrati e grassi) è davvero l'unico modo per (ri)partire.

Non vi stiamo promettendo una soluzione facile o rapida, ce ne rendiamo conto, ma siamo certi che, con un po' di impegno e costanza, tra qualche tempo non riuscirete più a smettere di guardare il vostro splendido riflesso nello specchio: tonici, in forma e sorridenti!

Sappiamo tutti ormai che siamo ciò che mangiamo. Una dieta abbondante in frutta e verdura colorata, cereali integrali e grassi sani vi porterà a sentirvi sicuramente bene e in forma.

Ma che aspetto ha un pasto sano ed equilibrato? Vi vogliamo aiutare, e anche tranquillizzare: non si tratta della classica temuta insalata verde, anche perché anche a una semplice insalata mancherebbero dei componenti importanti per un pasto sano. Quali sono, dunque, i componenti principali di un pasto equilibrato?

I cosiddetti macronutrienti.

I macronutrienti sono ciò che chiamiamo i nutrienti più importanti per il nostro corpo, e sono principalmente tre: carboidrati, grassi e proteine.

I macronutrienti sono le componenti che danno energia ai nostri cibi, aiutando il nostro corpo a funzionare correttamente. I micronutrienti, d'altra parte, contengono proprio le vitamine, i minerali, gli antiossidanti e i phytochemicals essenziali per la salute e il funzionamento del sistema.

<u>La proteina</u> è l'elemento fondamentale per le cellule cerebrali, i muscoli, la pelle, i capelli e le unghie, e si trova in alimenti a base di carne e vegetali come legumi, semi e cereali.

<u>I carboidrati</u> forniscono carburante per il cervello, il sistema nervoso centrale e i reni, e si trovano in alimenti a base di cereali come pane, riso, quinoa, pasta, cracker e orzo.

Sebbene spesso sottostimati (ed evitati dalle persone), <u>i grassi sani</u> sono vitali per una sana funzione del corpo.

Ora che conosciamo l'importanza dei macronutrienti, come possiamo garantire che i nostri pasti siano equilibrati? Molti studi ci aiutano a quantificare proprio tale bilanciamento, sotto forma di percentuali da raggiungere:

- Carboidrati: 45-65 % di calorie
- Grassi: 20-35 % di calorie
- Proteine: 10-35 % di calorie

Ora che sapete cosa dovete mangiare e in quale percentuale, scommetto che vi state chiedendo come lavorare esattamente per garantirvi una dieta sana ed equilibrata. Niente paura, nei prossimi capitoli capiremo come fare insieme.

# Basta diete: un regime di vita nuovo, alternativo, permanente

Avere un regime di vita nuovo, alternativo e permanente è possibile. Basta avere una bussola con voi, un elenco di regole semplici ed efficaci che possono servirvi da promemoria quando avete perso l'orientamento. Nei prossimi capitoli vedremo cosa fare, intanto eccovi una lista di regole generali. Ritagliatela, stampatela, appendetela al muro, memorizzatela. Portatela sempre con voi e non ve ne pentirete!

1.  *Eliminare i cibi tossici.*

Non possiamo essere in salute se continuiamo a inserire sostanze dannose nel nostro corpo. Queste sostanze includono tabacco e alcol ma anche determinati alimenti e ingredienti lavorati e confezionati. Leggete sempre le etichette e fate in modo di scegliere gli alimenti più salutari e con meno ingredienti al loro interno.

2.  *Fare esercizio*

Palestra ma anche fare le scale fino al 5° piano – tutto è movimento. Fortunatamente, ci sono molti modi per allenarsi, e spesso è meglio scegliere quello più adatto a noi che ritrovarsi con un abbonamento alla sala pesi del quale non sappiamo cosa fare. L'esercizio fisico, quale che sia, non solo aiuta ad avere un aspetto migliore, ma migliora anche i livelli ormonali, facendovi sentire meglio e riducendo il rischio di varie malattie.

### 3.  *Dormire come un bambino*

Raggiungere un sonno di qualità può migliorare la salute in più modi di quanto si possa immaginare. Dormendo dalle 5 alle 8 ore durante le ore notturne (dipende da persona a persona, ed è compito di ognuno capire quante ore sono sufficienti per essere riposati e vigili), vi sentirete meglio sia fisicamente che mentalmente, e diminuirete anche il rischio di incappare in vari problemi di salute.

### 4.  *Ridurre lo stress*

Per ridurre lo stress, cercate di semplificare la vita: fate esercizio, fate passeggiate nella natura, praticate tecniche di respirazione profonda e anche di meditazione. Sono attività che possono essere fatte in maniera semplice e da soli, senza per forza affidarsi permanentemente a qualcun altro. Lo stress può devastare la vostra salute, portando a un aumento di peso e a varie malattie. Ci sono molti modi in cui potete ridurre lo stress, vedremo insieme quali nell'ultimo capitolo di questo libro.

## 5.  *Scegliere cibi veri*

La scelta di cibi veri e non trasformati come frutta, verdura, semi e cereali integrali è molto importante per la salute. Il modo più semplice ed efficace per mangiare sano è quello di concentrarsi sui cibi reali. Scegliete cibi interi, non trasformati, che assomiglino a quello che sono in natura. È meglio mangiare una combinazione di prodotti di origine animale e vegetale: uova, verdura, frutta, noci, semi, così come grassi sani, oli e latticini ad alto contenuto di grassi – a patto che siano freschi e di stagione.

## 6.  *Uno stile di vita per sempre*

È importante tenere a mente che pensare di "seguire una dieta" o di "stare a dieta" perennemente non solo è una cattiva idea ma non funziona quasi mai a lungo termine. Per questo motivo, dunque, è fondamentale mirare a un cambiamento dello stile di vita che sia permanente e controllato. Essere sani è una maratona, non uno sprint. Ci vuole tempo e ci vuole impegno per tutta la vita. E anche se ciò può spaventarvi vogliamo al contrario tranquillizzarvi: una volta comprese alcune regole d'oro semplici ed efficaci, seguire uno stile di vita sano non sarà più una priorità, un chiodo fisso, ma diventerà al contrario un movimento naturale verso la salute e il benessere psico-fisico.

Quello che vi chiediamo in cambio della felicità è solo l'essere un tantino accorti. Un prezzo non troppo alto per ciò che potrete guadagnare per tutta la vita, non vi pare?

# CAPITOLO 2 – VEGETARIANESIMO: PERCHÉ È LA SCELTA VINCENTE

## Alimentazione e nutrizione: differenze importanti

Prima di addentrarci nell'analisi dei cibi alleati per la nostra salute e alimentazione, è necessaria una distinzione tra due parole che spesso vengono male interpretate: nutrizione vs. alimentazione.

La nutrizione è ciò di cui un corpo umano avrebbe bisogno per il suo benessere, dove per benessere si intende il normale mantenimento del corpo in salute con i suoi naturali processi fisiologici. La dieta, di conseguenza, è negli anni stata considerata una nutrizione programmata che rispondeva a specifici bisogni fisiologici. Il bisogno poteva essere quello di diminuire la massa corporea o aumentarla solo sotto forma di muscoli o in qualsiasi altro modo.

Oggi, al contrario, il concetto di dieta è inteso solo come perdita di peso, il che significa sottoporsi a regimi calorici restrittivi per raggiungere questo e nessun altro scopo. Più che di nutrizione, dunque, si parla di alimentazione restrittiva. Eppure, alimentazione e nutrizione sono due parole molto diverse. Se la prima introduce alimenti nel corpo, consentendoci di svolgere le normali attività quotidiane, una buona dieta con buone proprietà nutritive è al contrario in grado di fornire, perdita di grasso, recupero muscolare, mantenimento dei muscoli, nonché vari benefici cardiaci e dietetici grazie agli elementi nutritivi che vengono forniti al corpo.

Ecco perché dobbiamo imparare non solo ad alimentarci per "tenerci su", ma anche a nutrirci scegliendo uno stile di vita sano e ingerendo cibi naturali con macronutrienti, possibilmente vicini al mondo vegetale. Perché?

Perché avvicinarsi a uno stile di vita legato al vegetarianesimo vi fornirà non solo l'apporto calorico e nutrizionale adeguato mangiando di più (avete mai provato a mangiare 100 grammi di lattuga e vedere quanto siete sazi?), ma vi consentirà anche un apporto di nutrienti imparagonabile. Vediamo perché.

# Tre motivi per scegliere lo stile di vita vegetariano

*Ecologico-sociale*

Allevare animali costa molto di più che coltivare alcuni cereali. Basta pensare che allevare animali nell'allevamento intensivo comporta un dispendio di energia notevole rispetto alla coltivazione di prodotti vegetali quali frutta e verdura per comprendere come questa argomentazione meriti un'attenzione particolare. Senza contare che un terreno che produce cereali e legumi crea 70 volte più proteine rispetto all'allevamento di animali. Incredibile, vero?

*Protezione della salute*

Secondo l'Istituto Europeo di Oncologia, mangiare carne aumenta la possibilità di incorrere in malattie e patologie gravi. Al contrario, gli alimenti di origine vegetale proteggono il nostro corpo dall'azione dei radicali liberi, ovvero le molecole che rovinano la struttura del nostro genoma. Aumentare l'apporto di cereali e verdura, dunque, sembra non solo una strada economica ma anche centrale per proteggere la nostra salute da alcune malattie spesso mortali.

*Etico-filosofico*

Alcuni animali subiscono trattamenti crudeli dentro gli allevamenti intensivi. Non tutti, ma la gran parte. Questa è una delle motivazioni che molti vegetariani e vegani portano avanti quando dichiarano il loro amore e rispetto per gli animali annunciando di non mangiarne carne e derivati. Pur amando gli animali, ciò che ci preme non è tanto l'aspetto emotivo, quanto soprattutto le ragioni scientifiche e logiche di una tale scelta.

Mangiare senza carne si può, e non per questo si sacrifica il gusto!

# Mangiare sano senza carne

Adottare una dieta vegetariana può essere un ottimo modo per sperimentare una migliore sensazione di benessere e proteggere la nostra salute. Una dieta vegetariana è associata a un maggiore consumo di fibre, acido folico, vitamine C ed E, magnesio, grassi insaturi e innumerevoli sostanze fitochimiche. Ciò si traduce spesso in valori di colesterolo basso, in una maggiore magrezza e anche in livelli di pressione sanguigna più bassa con conseguente rischio ridotto di malattie cardiache.

Ma esaminiamo alcuni degli altri vantaggi dell'adozione di uno stile di vita vegetariano (o vegano). Eccoli nel dettaglio.

## 1. Può migliorare l'umore

L'acido arachidonico è una sostanza che di solito proviene da fonti di origine animale: nessuna sorpresa se vi dicessimo che le diete vegetariane sono proprio a basso contenuto di acido arachidonico. La ricerca ha dimostrato un legame tra acido arachidonico e disturbi dell'umore, confermando che i peggioramenti dell'umore si verificano quando si consumano carne, pesce e pollame. Inoltre, un istituto croato che si occupa di ricerca medica e della salute sul lavoro ha confermato livelli molto più bassi di nevrosi tra i lavoratori che adottavano un regime nutrizionale legato al vegetarianesimo.

## 2. Può ridurre l'incidenza del diabete

Secondo la *Loma Linda University School of Public Health*, le diete vegetariane sono associate a una significativa riduzione dell'incidenza del diabete. Le informazioni pubblicate dalla *George Washington University School of Medicine* hanno anche confermato che le diete vegetariane offrono un importante beneficio per la gestione del diabete e possono anche ridurre la probabilità di sviluppo di tale malattia.

## 3. Può ridurre il rischio di malattie cardiovascolari

Esiste una relazione tra una dieta vegetariana e una riduzione del rischio di malattie cardiovascolari. Perché? La maggior parte delle diete vegetariane è ricca di cibi antiossidanti. Gli antiossidanti sono molecole che possono ridurre il danno causato dallo stress ossidativo, compresa l'arteriosclerosi.

## 4. I vegetariani di solito hanno il colesterolo basso

Scientificamente non c'è alcun beneficio importante per la salute legato al consumo di grassi animali. Non dovrebbe sorprendere, dunque, che quando questi vengono ridotti drasticamente nella dieta si possano ridurre anche gli effetti dannosi che comportano sulla salute. Dopo aver esaminato gli effetti a lungo termine del seguire una dieta vegetariana, alcune ricerche mediche hanno concluso che il grasso corporeo e i livelli di colesterolo erano inferiori nei vegetariani rispetto agli onnivori.

## 5. Meno rischio di ictus e obesità

Ci sono sempre delle eccezioni ma, in generale, vegetariani e vegani tendono ad essere molto più disciplinati nelle loro scelte alimentari e hanno molte meno probabilità di abbuffarsi o scegliere cibi basati sullo stato emozionale (due abitudini che notoriamente contribuiscono notevolmente all'obesità).

## 6. Meno possibilità di sviluppare calcoli renali

La riduzione del consumo di proteine animali a favore di quelle vegetali si traduce in un livello più alto di PH delle urine; un basso PH delle urine spesso può portare alla formazione di calcoli.

## 7. Può soddisfare tutti i vostri requisiti nutrizionali

Uno dei miti sui vegani e vegetariani è che siano sempre affamati e stanchi: non è affatto così! Una dieta vegetariana completa e ben concepita, o anche vegana, può essere nutrizionalmente sana e appropriata per tutte le età e gli stadi della vita, compresi i neonati, gli anziani e persino gli atleti. Buona salute, ridotta incidenza di malattie e una migliore gestione dei problemi fisici esistenti sono tutti associati al seguire una dieta vegetariana. Basta solo comprendere cosa e come mangiare, e tutto l'apporto di nutrienti e vitamine sarà fornito anche da una dieta di questo tipo.

## 8. Può essere una scoperta

Seguiteci nei prossimi capitoli e scoprirete tante info utili sui cibi alleati della dieta (che non vengono da alimenti di origine animale).

# CAPITOLO 3 – CIBI NEMICI VS. CIBI AMICI

Ci sono cibi e cibi, e parte del processo di comprensione della corretta nutrizione per il nostro corpo sta proprio nel comprendere quali sono i migliori alleati da inserire nel carrello della spesa e quali sono da evitare. Prendete carta e penna e cominciamo.

Prima vogliamo parlarvi dei cibi NO, quelli che con il tempo gli studi hanno indicato come nemici della dieta sana ed equilibrata, e poi vogliamo invece portarvi per mano a scoprire i principali cibi che non possono proprio mancare nelle vostre case.

# I cibi nemici

*Farine raffinate*

Le farine bianche e raffinate (e la pasta che se ne ricava) sono prodotti alimentari privi di sostanze nutritive e pieni di calorie che bisognerebbe cercare di evitare il più possibile. Questi prodotti alimentari mancano delle vitamine e dei minerali essenziali che sono presenti nei cereali integrali, dove il cereale non è stato spogliato dei suoi nutrienti essenziali durante la raffinazione. Meglio, dunque, optare per cereali come la quinoa, l'avena, l'orzo, il riso integrale e i prodotti di grano integrale per beneficiare di un meraviglioso tesoro di sostanze nutritive.

*Cibi processati (anche i cereali)*

Tutti sanno che i cibi processati e inscatolati sono molto diversi dai cibi freschi e stagionali, ma molti non si pongono il problema quando questi cibi sono dei "falsi amici". È il caso spiazzante dei cereali. Ebbene sì! Se state fissando il libro con la bocca spalancata per lo shock, non siete gli unici. Mentre i produttori di cereali vantano i loro benefici 'integrali', questi cibi sono in realtà ricchi di sale e zucchero raffinati, nonché privi di molti nutrienti essenziali.

Come regola generale sulla dieta, quindi, evitare tutto ciò che è preconfezionato, trasformato o che contiene zucchero aggiunto. Per la colazione, dunque, meglio optare per frullati fatti in casa (un assortimento di verdure e frutta non può mancare nella vostra alimentazione), oppure farina d'avena naturale fatta in casa e avocado – tutti esempi di sostanziose e salutari scelte per la vostra colazione sprint.

*Sale*

Il sale di per sé non fa male. Ma come spesso succede, è un problema di quantità. Se si mangia troppo sale, l'acqua extra immagazzinata nel corpo aumenta la pressione sanguigna. Quindi, più sale si mangia, più alta è la pressione sanguigna. Maggiore è la pressione sanguigna, maggiore è la pressione su cuore, arterie, reni e cervello. Questo può portare a infarti, ictus, demenza e malattie renali. Consumare sale con moderazione, dunque, garantisce una salute prolungata.

*Zuccheri e dolcificanti*

Molte persone usano regolarmente i dolcificanti artificiali come un'alternativa più salutare allo zucchero. Tuttavia, con il passare del tempo e l'aumentare delle ricerche in merito, si è scoperto che i dolcificanti artificiali sono peggiori dello zucchero. I dolcificanti artificiali, quando vengono metabolizzati dal corpo, producono sostanze tossiche che possono avere effetti avversi sorprendenti e sottili, come depressione, attacchi d'ansia, asma, stanchezza cronica, insonnia e, ironia della sorte, aumento di peso. Diversi studi hanno dimostrato che i dolcificanti artificiali stimolano anche l'appetito. Quindi, se proprio non si può fare a meno dello zucchero in alcuni composti, meglio lo zucchero di canna grezzo che un dolcificante.

*Grassi di origine animale: saturi e acidi grassi trans*

Due tipi di grassi – grassi saturi e grassi trans – sono stati identificati come potenzialmente dannosi per il cuore. La maggior parte degli alimenti che contengono questi tipi di grassi sono solidi a temperatura ambiente, come ad esempio il burro, la margarina, il grasso solido vegetale o animale per cucinare oppure il grasso di manzo o di maiale. Sia i grassi saturi che i grassi trans, dunque, dovrebbero essere evitati o consumati con parsimonia. Anche se i grassi sono importanti nella dieta, meglio scegliere i grassi "sani", dei quali vi parleremo tra poco.

*Bevande alcoliche*

Anche se molti istituti di sanità raccomandano un bicchiere di vino rosso al giorno quale alleato per combattere i radicali liberi, è scientificamente dimostrato che l'alcol è davvero dannoso per il corpo, diventando un grave problema per la salute. Ecco come l'alcol può influenzare il corpo a lungo andare:

- Cervello: l'alcol interferisce con le vie di comunicazione del cervello e può influenzare il modo in cui tale organo registra e lavora. Queste interruzioni possono cambiare l'umore e il comportamento, e rendere più difficile il pensare e il coordinamento motorio.

- Cuore: bere molto a lungo o troppo in una singola occasione può danneggiare il cuore.

- Fegato: bere tanto ha un impatto negativo sul fegato e può portare a una varietà di problemi e infiammazioni del fegato, tra cui steatosi o fegato grasso, epatite alcolica, fibrosi, cirrosi.

- Pancreas: l'alcol, inoltre, fa sì che il pancreas produca sostanze tossiche che possono portare alla pancreatite, un'infiammazione pericolosa e un rigonfiamento dei vasi sanguigni nel pancreas che impedisce una corretta digestione.

Bere troppo alcol, inoltre, può aumentare il rischio di sviluppare alcuni tipi di cancro, inclusi alcuni tumori della bocca, dell'esofago, della gola, del fegato, del seno e anche del sistema immunitario, rendendo il corpo un bersaglio molto più facile per le malattie. Bere molto, anche in una sola occasione, infine, rallenta la capacità del corpo di tenere lontane le infezioni anche fino a 24 ore dopo essersi ubriacati.

*Carne rossa e lavorata*

Le carni lavorate, tra cui salumi, hot dog e pancetta, contengono un composto noto come nitrito di sodio, che può produrre effetti cancerogeni sulle cellule del corpo. La ricerca indica che coloro che consumano regolarmente carni trasformate hanno una spaventosa probabilità del 67% di contrarre il cancro del pancreas rispetto a coloro che consumano poco o niente prodotti a base di carne lavorata. Ancora una volta, se proprio non potete rinunciare alla carne (noi vi suggeriamo un regime alimentare legato al vegetarianesimo) preferite le carni biologiche non lavorate dal macellaio per ridurre l'impatto negativo sul vostro corpo.

# I cibi amici

Fermo restando l'apporto dei tre macronutrienti principali – proteine, grassi e carboidrati – ci sono una serie di alimenti che se consumati regolarmente possono dare uno slancio al vostro metabolismo, possono proteggere la vostra salute e garantire una nutrizione efficace e completa.

## Fibre

La fibra alimentare è essenziale per un corretto funzionamento dell'apparato digerente. La fibra alimentare solubile si trova in natura in avena, piselli, fagioli, mele, agrumi, carote e orzo. Questo tipo di fibra favorisce il movimento del materiale attraverso il vostro sistema digestivo e aumenta la massa delle feci, quindi può essere di beneficio a coloro che lottano contro costipazione o irregolarità intestinale, oltre che al corretto funzionamento del sistema di autopurificazione del corpo.

## Pomodoro e licopene

Il licopene è un carotenoide presente nei pomodori, nei prodotti a base di pomodoro trasformati e in altri frutti. È uno dei più potenti antiossidanti tra i carotenoidi alimentari. L'apporto dietetico di pomodori e prodotti a base di pomodoro contenenti licopene si è dimostrato associato a un ridotto rischio di malattie croniche, come il cancro e le malattie cardiovascolari. Si è scoperto che i livelli di licopene tissutale sono inversamente correlati all'incidenza di diversi tipi di cancro, tra cui il cancro al seno e alla prostata. Sebbene si pensi che le proprietà antiossidanti del licopene siano principalmente responsabili dei suoi effetti benefici, le prove si stanno accumulando per suggerire che possano essere coinvolti anche altri meccanismi, tra cui la cottura. Il licopene, infatti, reagisce meglio nella passata di pomodoro cotta, sprigionando tutta la sua potenza antiossidante.

## Curcuma e curcumina

La curcuma è un tipo di erba appartenente alla famiglia dello zenzero, che è ampiamente coltivata nella regione dell'Asia tropicale meridionale e sud-occidentale. La curcuma, che ha un posto importante nelle cucine di Iran, Malesia, India, Cina, Polinesia e Thailandia, è spesso usata come spezia e ha un effetto sulla natura, il colore e il gusto dei cibi. Si sa che la curcuma è stata usata per secoli in India e in Cina per il trattamento medico di malattie dermatologiche, infezioni, stress e depressione. Gli effetti della curcuma sulla salute sono generalmente centrati su una sostanza di colore giallo-arancione chiamata 'curcumina', che viene acquisita dai rizomi dell'erba.

La curcumina ha effetti antiossidanti, antinfiammatori e antitumorali e, grazie a questi effetti, ha un ruolo importante nella prevenzione e nel trattamento di varie malattie, dal cancro alle malattie autoimmuni, neurologiche, cardiovascolari e diabetiche. Ha anche pochissime calorie, quindi da consumare senza pensarci su due volte!

*Soia*

È ricchissima di proteine, vitamine del gruppo B e minerali. Importante scegliere anche i suoi lavorati, purché si conosca la sua provenienza e gli ingredienti (leggere sempre le etichette). Il tofu, ad esempio, è prodotto con latte di soia mediante coagulazione delle sue proteine con sali di calcio o di magnesio. Il siero viene scartato, mentre la cagliata viene lavorata fino ad assumere la consistenza che conosciamo. È un'ottima fonte di ferro e calcio nonché di proteine.

*Piselli*

I piselli sono una fonte richissima di vitamina K, manganese, fibra alimentare, vitamina B1, rame, vitamina C e fosforo. Sono anche una buona fonte di vitamina B6, niacina, vitamina B2, molibdeno, zinco, proteine, magnesio, ferro, potassio e colina. Ci chiediamo ancora perché sono degli alleati fedeli della nostra salute?

*Aglio e cipolla*

Secondo l'Ayurveda, sia la cipolla che l'aglio possono agire come purificatori del sangue. Ecco perché consumati regolarmente questi due fedeli nutrienti possono rappresentare degli alleati perfetti in cucina, per la salute e anche per il gusto a tavola.

*Arancia rossa*

Le arance hanno una ricchezza di sostanze nutritive tra cui vitamina C, vitamina A, calcio, potassio e pectina. Le arance sono il più grande raccolto di agrumi del mondo, per questo non badate a spese e consumatele senza problemi. Avrete solo da guadagnare!

*Frutta secca e acidi grassi essenziali*

La frutta secca è altamente nutriente, ideale per uno spuntino o per condire un piatto. Un pezzo di frutta secca contiene all'incirca la stessa quantità di nutrienti del frutto fresco, ma condensato in uno spazio molto più piccolo. A peso, però, la frutta secca contiene fino a 3,5 volte la fibra, le vitamine e i minerali della frutta fresca. Per questo motivo una dose può fornire una grande percentuale di vitamine, minerali e fibre rispetto all'apporto giornaliero consigliato. Inoltre è una grande fonte di antiossidanti, soprattutto polifenoli, associati a benefici per la salute come un miglioramento del flusso sanguigno, una migliore salute dell'apparato digerente, riduzione del danno ossidativo e riduzione del rischio di molte malattie.

Pur essendo ricca di fibre, vitamine e minerali e anche antiossidanti fenolici, che hanno numerosi benefici per la salute, bisogna ricordare di mangiarne una quantità limitata al giorno, essendo anche molto calorica! Con moderazione, comunque, la frutta secca è un fedele alleato per la salute.

*Carote*

Le carote sono da sempre considerate cibo top per la salute. Gli alti livelli di beta-carotene in esse contenuti agiscono come un antiossidante per il danno cellulare fatto al corpo attraverso il regolare metabolismo. Mangiare regolarmente carote, poi, aiuta a rallentare l'invecchiamento delle cellule.

*Verdura a foglia verde*

Tutti lo sanno e tanti ne hanno quasi timore, ma è un dato di fatto: l'importanza di mangiare verdure verdi in una corretta alimentazione non può essere trascurata. Le verdure verdi si presentano abbastanza modeste, ma sono piene di sostanze nutritive sane come le vitamine A, C, E e K (che si trovano in insalata, cavolo e spinaci). Hanno un alto potere saziante per una percentuale davvero irrisoria di calorie.

*Miele*

Tra i nutrienti zuccherini il miele è davvero la scelta più indicata. Il miele, infatti, comporta ampi benefici per la salute e contiene flavonoidi, antiossidanti che aiutano a ridurre il rischio di alcuni tumori e malattie cardiache. Recenti ricerche hanno dimostrato che assumere il miele come trattamento può aiutare a limitare disturbi come ulcere e gastroenteriti.

# La dieta mediterranea patrimonio dell'UNESCO

Cosa mangiare, dunque? Un metodo infallibile per capire cosa mettere sul piatto è lasciarsi guidare da una delle diete che, per la sua importanza, è diventata Patrimonio dell'Umanità dell'Unesco: la dieta mediterranea.

Se state cercando dunque un programma alimentare salutare per il cuore, la dieta mediterranea potrebbe essere giusta per voi. La dieta mediterranea incorpora le basi della sana alimentazione – oltre a una spruzzata di olio d'oliva – con altre componenti importanti che caratterizzano lo stile di cottura tradizionale dei paesi che si affacciano sul Mar Mediterraneo. Tutte le diete più sane in circolazione, del resto, includono frutta, verdura e cereali integrali e limitano i grassi malsani.

Per quanto riguarda i benefici alla salute, poi, la ricerca ha dimostrato che la tradizionale dieta mediterranea riduce il rischio di malattie cardiache. La dieta è stata associata a un livello più basso di colesterolo ossidato a bassa densità di lipoproteine (LDL) – ovvero il colesterolo "cattivo" che si accumula nelle arterie. Ecco perché seguire una dieta mediterranea vuol dire avere un rischio ridotto di mortalità cardiovascolare. La dieta mediterranea è anche collegata a una ridotta incidenza di cancro e delle malattie di Parkinson e di Alzheimer. Le donne che seguono una dieta mediterranea integrata con olio extravergine di oliva e noci miste, infine, possono sviluppare un rischio ridotto di cancro al seno.

Per queste ragioni, la maggior parte delle principali organizzazioni scientifiche incoraggia tutti ad adattare uno stile di alimentazione come quello della dieta mediterranea per la prevenzione delle principali malattie croniche.

Ecco alcune regole basilari per seguire una corretta dieta mediterranea:

- Mangiare principalmente alimenti a base vegetale, come frutta e verdura, cereali integrali, legumi e noci

- Sostituire il burro con grassi sani come l'olio extravergine d'oliva

- Usare erbe e spezie al posto del sale per aromatizzare gli alimenti

- Limitare il consumo di carne rossa

- Godere dei pasti con la famiglia e gli amici

Come potete vedere, non c'è nulla di trascendentale in queste regole. Sono semplici, sono efficaci, sono per sempre. E vi aiutano a perdere peso velocemente senza ricorrere a regimi restrittivi che vi stancano e vi mettono di malumore. Tale dieta, però, da sola non basta. Ecco perché l'attività fisica è il secondo alleato vincente per raggiungere più velocemente il vostro obiettivo!

# Capitolo 4 – L'importanza dell'attività fisica

Lo dicono tutti e non si scappa da questa verità.

Fare attività fisica è NECESSARIO (e lo vogliamo mettere in stampatello appositamente) per uno stile di vita sano che garantisca benessere e salute e che favorisca la perdita di peso più velocemente.

Del resto, c'è una serie di innegabili vantaggi se si abbraccia uno stile di vita salutare e un regime di attività fisica costante.

Gli esperti raccomandano che gli adolescenti facciano 60 minuti o più di attività fisica da moderata a vigorosa ogni giorno. E anche per quanto riguarda gli adulti questo dato rimane importante. Dell'esercizio fisico beneficia ogni parte del corpo, inclusa la mente. Può aiutare a guardare meglio, a bruciare più calorie e a essere più tonici, fa sì che il corpo produca sostanze chimiche che possono aiutare una persona a sentirsi bene. Può aiutare a dormire di più. Può anche aiutare alcune persone che hanno lieve depressione e bassa autostima a sentirsi meglio. Inoltre, l'esercizio fisico può dare alle persone un vero senso di orgoglio quando si è consapevoli di aver raggiunto un determinato obiettivo. Abbassa il rischio di alcune malattie, tra cui l'obesità, il diabete di tipo 2 e l'ipertensione.

L'esercizio fisico può anche aiutare una persona a invecchiare bene. Sebbene ciò forse potrebbe non sembrare importante ora, il vostro corpo vi ringrazierà più tardi. L'importante è allenarsi in maniera costante e salutare e vedrete, a volte non è necessario nemmeno andare in palestra se non è proprio il vostro forte. Purché ci si muova, insomma!

# Cosa vuol dire allenarsi in maniera salutare?

Prima di capire come allenarsi in diversi modi (alcuni anche molto originali), parliamo di esercizio regolare. Le tre parti di una routine di allenamento bilanciata sono: esercizio aerobico, allenamento per la forza e allenamento per la flessibilità.

*Esercizi di aerobica*

L'esercizio aerobico è qualsiasi tipo di esercizio che fa pompare il cuore e vi fa respirare più forte. Quando date regolarmente al vostro cuore e ai polmoni questo tipo di allenamento, le pulsazioni diventano più forti e il corpo riceve più ossigeno (sotto forma di cellule del sangue) in tutti i suoi organi.

Gli sport di squadra sono l'ideale per allenarsi a questo tipo di esercizio, perché comportano un allenamento costante per un tempo di solito sui 60 minuti almeno.

Alcuni sport di squadra che danno un ottimo allenamento aerobico sono il basket, il calcio, il lacrosse, l'hockey e il canottaggio.

Ma se non sono il vostro pane, diciamo, non preoccupatevi: ci sono molti modi per fare esercizio aerobico. Questi includono ciclismo, corsa, nuoto,

Thomas Rolfe. Also, in 1614, Rolfe and his Indian princess wife, newly christened Rebecca, sailed for London. Tobacco had become the rage, and Rolfes were splendidly received by London society. Unfortunately, Pocahontas was unable to record her impressions; she did not live long enough.

In 1617, the Rolfes began the voyage back to Virginia, but Pocahontas was very ill, so severely that the ship returned to Gravesend, England. There she died at age twenty-two, some say of small pox, some say influenza. The filth and disease of London had claimed her. She was buried in the nave of St. George's Church that burned in 1717. The church was rebuilt, but her remains were never located. Rolfe returned to Virginia, married again, leaving their son Thomas to be raised in England.

Most believe Rolfe died in the 1622 massacre and never saw their son again. In 1618 Powhatan, in grief over his beloved daughter's death, had resigned as chief, and his warlike brother began war on the settlers and was the instigator of the massacre of 1622.

In 1635 Pocahontas'' son Thomas Rolfe, at age twenty, returned to Virginia to reclaim his birthright, both English and Indian since his grandfather Powhatan left him thousands of acres around Jamestown. Today, many Virginians claim descent from the Rolfes and their storybook union. Others claim descent from Pocahontas' Native American daughter, including the Bryants, Martha Bryant, having married Thomas Foley, the ancestor of many of the Kentucky Foleys. Ironically, in 1651, the first Indian reservation was established for the few remaining members of Powhatan and Pocahontas' tribe. Most of her clan had been slaughtered by that time, many others claimed by the white man's diseases. No one knows how many Indians perished during this century but it has been estimated at tens of thousands.

Through 1622 early settlements spread along the rivers in Virginia. The population, however, remained relatively static since the population consisted mainly of single males. The brother of Powhatan, Opechancanough, desired revenge for both the death of Pocahontas and the invasion of the English. His goal was to rid Virginia of the English. Since years of peaceful coexistence had passed, the colonists were totally unprepared for the events of March 22, 1622. That morning the Indians brought gifts of food to the colonists and mingled with them as usual.

At a prearranged time, the Indians began their work.  In the end 347 people of all ages were brutally butchered, according to Robert Beverley, author of ***The History and Present State of Virginia: A Selection*** (2102). When England heard of the massacre, the English settlers were ordered to take revenge. They did so and continually destroyed houses and crops of the Indians. The Indians were eventually subdued and would fade very quickly, mostly through disease, into history.

In 1623, Richard Frethorne, of Martin's Hundred, a plantation ten miles from Jamestown, wrote to his father in England. His letter indicates the condition of many Virginia colonists at that time.  He was an indentured servant and states, in part,

*..."I your child am in...a country which is such that it causeth much sickness {such} as the scurvy and the bloody flux and...other diseases which make the body poor and weak. And when we are sick there is nothing to comfort us,... As for deer and venison I never saw any...people cry out day and night... that they were in England*

*again.     For we live in fear of the enemy every hour...Our plantation is very weak by reason of the death and sickness...*

*And I have nothing to comfort me, nor is there nothing to be gotton here but sickness and death...But I have nothing at all no, not a shirt to my back but two rags...my cloak stolen...I have eaten more in a day at home than I have allowed me here in one week.*

*...to my great grief and misery and I saith that if you love me you will redeem me suddenly, for which I do entreat and beg...*

He then entreats his father to send money or food or old cheese, anything, to buy his return passage home to England.   He finishes with

*"I know if you did but see me, you would weep to see me...for God's sake, pity me." (Jamestown.org.history)*

Poor Richard's fate is not known, but he represents the condition of the lower class and the servants of the few elite in the colony. Class distinction was no different in Virginia than it was in England.   Richard probably died before he was able to sail to England. His parents in England, along with others, must have regretted their sons' decision to emigrate to such a violent, unhealthy, and dangerous place.

It took several years before the colonists regained strength enough to attack the Indians. Even as late as 1644, Opechancanough took his final revenge on the colonists and killed five hundred. But he was taken prisoner and found murdered in the Jamestown jail in 1646. (Jamestown. Org. history)

In the meantime, the British crown continued to promote the new world. In order to entice new settlers to the colony, Virginia offered 50 acres to each immigrant plus 50 acres for any immigrant financed. By 1622 nearly 1400 people resided in Virginia. The tobacco boom initiated in the 1620s further increased settlement, and English settlements lined both banks of the James River to the present site of Richmond. Women had been sent to Virginia as well as slaves to aid in the development and success of the colony. No one imagined what the slave trade would cost future generations.

## Ancient Planters

The designation "Ancient Planter" was applied to those settlers who arrived in Virginia before 1616. The Order of Descendants of Ancient Planters was established in 1991, and membership is limited to proven descendants of people who remained for a period of three years, paid their passage, and survived the Powahtan massacre of 1622. One of these Ancient Planters on the official list was a man from London called Robert Greenleafe. Robert came to Virginia on the *Tyrall* in August 1610. He was forty-three years old in 1625, making him twenty-eight at the time of his passage. Presumably, he came alone and was unmarried but returned to England at some point and married. In 1620 his wife Susan, age twenty-three, arrived in Virginia on the ship *Jonathan* in May. A son Thomas, age three, and a daughter, Anne, age twenty-two months, accompanied her. Susan's voyage must have been difficult. The *Jonathon* arrived in Virginia on May 27, 1620, from London. Mr. Rand, the Master, died at sea along with three mariners. An additional twenty-five passengers died at sea, and some others died shortly after arrival. (Letter of John Page, James City June 12, 1620).

Since Robert is listed as an Ancient Planter, he must have returned to London sometime after 1613 and returned to Virginia before 1620 since he was not on the manifest with his wife and children. It must also be assumed that Robert survived the 1622 massacre since his name can be found on the current list of Ancient Planters. He also paid his own way, making him a "person of quality" according to English standards. The Greenleafes no doubt struggled as did Richard Frethorne. However, their positions in the colony were probably more secure since they were "adventurers" rather than servants and had paid for their passages. It is probable that the Greenleafe's two children did not survive the 1620s for their fates are unknown.


## The Marcum Virginia Immigrant


Since Susan Greenleafe arrived in Jamestown in 1620, her descendants are a part of the group labeled "ancient planters". Beyond his passage record, Robert Greenleafe's name does not show up on found records until the year 1635. These records indicate that he was dead at that time, and that his widow Susan had remarried Thomas Marcum, Marcum the spelling on Jamestown documents. It is generally accepted that Thomas Marcum, born in 1613 in London, was the Virginia Marcum immigrant ancestor. He arrived in Virginia on the ship *Assurance* in 1635. It is believed he was the son of Valentine Markham, born about 1590, an auditor for the East India Company in London. Thomas was listed on the manifest of the ship *Assurance*, sailing from Gravesend, England, July 24, 1635, for Virginia.

Note: *Some researchers believe that Thomas might have been the Naughty boy, transported from London in 1621. According to Peter Wilson Coldham's* **The Complete Book of Emigrants 1607-1669***, 1987, page 23 mentions the "case of Thomas Markham, a lewd boy that will not be ruled by his parents but continually cometh away, to be sent to Virginia."*

Thomas had, however, failed to arrive early enough to be considered one of the elite "ancient planters". He married the widow Greenleafe shortly after his arrival in 1637. She must have been approximately thirty-eight years old, probably several years older than Thomas.

Women were very scarce at this time, and Thomas probably considered himself fortunate to find an acceptable bride even if she were an "older" woman. He fit the category of "Persons of Quality" since he paid his way and the passages of two others. Thomas was likely a younger son and stood little chance of inheritance from father Valentine in London.

On July 11, 1637, Thomas Marcum was granted a patent (land grant) of 300 acres located on the Curles of the James River (Virginia <u>Patent Book J, Part</u> I, page 377). Thomas received 100 acres for himself, 100 acres for wife Susan, as a widow of Greenleafe, and 100 acres for the transportation of two persons. The Greenleaf family was intact according to a Muster Call after the 1622 massacre. Robert died after 1625. No record exists concerning what happened to Greeleafe's two children except their names: Thomas and Anne. Another record from <u>Henrico County, Virginia:</u> **Beginnings of its Families, Part I (Torrence,** Wm C., Vol 24, number 2, 1915) states that "In July 1637, Thomas Markham patented 300 acres in Henrico County on Four Mile Creek adjoining Bayly's land…" and 100 acres for transporting two persons indentured servants. Thomas very likely was a younger son with few prospects in England who chose to try his luck in Virginia.

The location of Thomas and Susan's plantation was in Henrico County, Virginia, along the James River. This land was located on the Curles of the James River at its intersection with Four Mile Creek. It is across Four Mile Creek from "Powhatan's Tree" and several miles down the James from Varina, the home of John Rolfe and Pocahontas. (Robert J. Foley "Cavaliers and Pioneers VI" p 45) Most of the early Virginia records have been destroyed due to two wars and fires. *The Virginia Magazine,* Vol V, p 343 states "It is believed that the Markhams of Chesterfield, etc. descended from this patentee." Additionally, there are enough remaining records to indicate that Thomas and Susan had at least two sons, Thomas Jr. and Lewis. It is possible there was a third son, Arthur. Susan's age at the time of the marriage suggests that they did not have many children. The last proof of Thomas Sr. in Henrico occurred in 1679. Probably he died shortly thereafter. There is no record of Susan's death nor are their burial places identified, but some researchers believe that Susan died in Essex County, Virginia in 1673.

By the late 1600s there were several Markham for Marcum families in the Henrico area of Virginia.

The depletion of the land by excessive tobacco production forced descendants of these early patentees to move both west and south. Within three generations, descendants of Thomas and Susan Marcum no longer resided in Henrico County, Virginia. Thomas Jr. is mentioned in the Henrico area in 1704 with 100 acres on the Quit Rent list while Lewis, a brother, shows up in nearby Westmoreland County. Lewis was born in 1639 and died in 1669 at age thirty leaving at least one son Lewis. Not much is known about Lewis Sr. but there are various mentions of his name during the period. Lewis and his wife rented the plantation of Lt. Col. John Washington and are well documented in Washington's papers

*Note: There are two schools of thought regarding Thomas and Susan Marcum's children. Some researchers do not believe that Lewis was their son but rather that Thomas Jr. was their only offspring. In this case, Thomas Junior, born in 1636, is thought to have had two sons, Thomas III born 1690, and Arthur, born 1690. Thomas III with no known offspring, but Arthur with two sons. One of Arthur's sons was Thomas of Amelia, born in 1711. Another son was Arthur, born in 1725. Arthur's four sons are well documented and all served in the Revolutionary war. Thomas of Amelia, however, married Agnes Daniel and died in 1749 at age thirty-eight leaving only one son, another Thomas who shows up later in Bedford County. Records show that this Thomas and his mother Agnes sold various pieces of land in 1760 in Chesterfield County and were connected in land sales to William Purdue and Henry Clay, both families whom are connected to a Thomas Marcum family later in Bedford County. The truth may never be known; however, Thomas Marcum and his son Beverly, ancestors of the Ohio, Kentucky and Tennessee Marcums, are descended in one line or the other from Thomas and Susan of Henrico County, Virginia — among the earliest settlers in America.*

## Descendants of Thomas and Susan Marcum

A probable grandson of Thomas and Susan, Lewis's son Lewis was born in 1663, probably in Westmoreland County, formerly part of Henrico County. He died in 1713 at age fifty leaving a will mentioning his wife Elizabeth and son William. One mention of Lewis Jr. indicates a court hearing regarding a black stallion. Lewis and John Markham, perhaps a brother, were defendants in a suit, the nature of which is not recorded. Lewis was named sheriff of Westmoreland County, Virginia, in 1707 and served several years. He was also a Justice of the same county and appears in various court records.

Lewis Jr.'s son William, one of nine children mentioned in Lewis' will, was probably born before 1690 in Middlesex, Virginia. The records of this William and his family are located in Christ Episcopal Church, Middlesex, Virginia. William married at least twice, one wife being Elizabeth Wharton whom he married in 1714. He died in 1717, only four years after his father Lewis died. There were several sons born to William and his wives including William Jr. son of Elizabeth Wharton. Up to this time, the Markhams and Marcums of Virginia were Anglicans, members of the Church of England, while the Markhams of New England were Separatists and Puritans.

William Jr., who had moved to Chesterfield County by this time, married Mary Walthen, daughter of Robert Walthen. They had several children including sons Thomas and Josiah of Revolutionary War fame. William and

Mary Walthen Marcum show up in many deeds in Chesterfield and Bedford Counties in Virginia. Thomas Markham, sometimes Marcum, also appears in various deed in the same county from 1760 to 1770. He is listed on documents with Henry Clay, a probable family friend and perhaps the father of the elusive Jane Clay. This family moved several times over the years. Most of these families did not accumulate wealth during these generations.

At some point, William and Mary and their family moved to Bedford County, Virginia, which later was divided into Franklin County, Virginia. William had become known as Marcum instead of Markham. The name had begun to change throughout the colonies, to Marcum, Marchum, Marcom, or Marcome mainly due to misspellings, not, as sometimes reported, due to political leanings. The New England branch, seemed to retain the Markham spelling. Thomas, born around 1745, son of William and Mary, was raised in Amelia and Bedford counties. He married Jane Clay, about whom very little is known. There were Clays in Amelia County, most likely related. Thomas and Jane raised a large family. At this time, the Marcums of Virginia were most prolific, and there were many of the same names making research difficult.

## The Jane Clay Mystery

Although there is no difficulty in finding records of Beverly, a son of Thomas and Jane Clay, Jane Clay, however, remains a mysterious person. Some researchers claim there was no such person. Most, however, have found enough references to her that she is generally accepted as the wife of Thomas of Franklin County, Virginia, and the mother of Beverly and several others. Clays were in abundance in the same areas where the Marcums and the Wards lived. Jane Clay, the mysterious wife of Thomas Marcum no doubt existed and is correctly identified as Marcum's wife and the mother of several children. Furthermore, several grandsons and great grandsons of this couple held the middle name of Clay.

Jane most likely descends from another Ancient Planter, John Thomas Clay (e) referred to as "The British Grenadier" by General Green Clay. He was born in 1587 in Monmouthshire, Wales. He arrived on the ship *Treasurer* at Jamestown in 1613. His father was born in 1558 in Gloustershire, England. Clay married Ann Nichols around 1618 in England, and was another settler who remained in Jamestown for the required three years, returned to England, married and then returned to Virginia. The couple had at least two sons: John in 1625 and William in 1628. Both were born in Charles City, Virginia. Clay was granted 1200 acres in Charles City, 100 acres as an ancient planter and 1100 for the transportation of twenty-two people. His land was bordered by the James River and Wards Creek, named after Captain John Ward. Clay died about 1638 in Charles City. He was on the muster of Virginia colonies in 1625.

Clay is an old English surname, and there are many Clay descendants including William Henry Clay of Virginia. In Henrico County, Virginia, a Clay family resided at the same time the Marcums lived there. Charles Clay, a son of Thomas, was born about 1727 in Dale Parish, Henrico County, in the same area where Thomas and Susan Marcum lived earlier. This family descends from John Clay, knighted by Edward IV who married Ann Nichols.

An article in *the Virginia Magazine* states "John Clay had a patent 13 July 1635 for

1200 acres in Charles City [now Prince George] Co., adjoining lands of Capt. Francis Hooke, up to the head of Ward's Creek and bounded north on James River, said land due 100 acres to said Clay as an old planter before the government of Sir Thomas Dale and the other 1100 acres for the transportation of 22 persons. In 1655 William Bayly patented 400 across Ward's Creek, Charles City Co. purchased of William Clay son of John Clay, who was assignee of Francis Hooke who patented in 1637. "These persons may have been ancestors of Henry Clay whose first recorded ancestry. Henry [Charles] Clay was living in that part of Henrico now Chesterfield when the records begin in 1677. There was a Clay family in Surry Co. from an early date". W. G. Stanard in ***Virginia Magazine***, III, p. 186.

In the ***Musters of Virginia*** 1625 (Hotten, Emigrants, p. 211) "Jordan's Journey, Charles City . . . John Claye, arrived in the ***Treasurer*** Feb. 1613; Anne, his wife, in the ***Ann***, August 1623; servant Wm. Nicholls, aged 25 years in the ***Dutie***, May 1619". Charles Clay (first known ancestor of the Henrico Co. family) was born about 1647 and died in 1686. He lived in that part of Henrico now Chesterfield Co. not many miles from the "Old Town" settlement which was about opposite to the site of the present city of Petersburg.

Charles Clay married Mary, last name unknown, and the couple had as many as nine children including Peter, Daniel, Jesse, Charles, Eliza, Hannah, Patty and Anne. Peter was the oldest, probably born around 1750. Jane Clay, mother of Beverly and wife of Thomas Marcum, was probably born around 1740 supposedly in Chesterfield County, Virginia. Peter's sister Eliza, was born in 1745 and could have been Eliza Jane. There was another sister Ann, born around 1755, who could also have been Jane Ann, either one later known as simply Jane.

Beverly Marcum's first son was called Peter, born six months after Beverly and Elizabeth Ward's marriage. There are no Peters in the Marcum family up to this time. Since it was common to name first sons after the mother's family members, it may be that the first son of Beverly and Elizabeth Ward Marcum was named after Beverly's mother's family, the Clay family. There seems to be no other explanation for this name. Peter Clay lived at the same time Jane did and the Clay family is tied to the

Marcum family in both immigration patterns, names and locations. The name Jane is often combined with other names such as Eliza, Mary, and so forth. Peter Clay and wife ended up in Granville County, North Carolina. By all accounts, Jane and Thomas Marcum ended up in Stokes County, North Carolina. Circumstantial evidence suggests Jane Clay Marcum was a descendant of the ancient planter, John Clay. The Clay family, therefore, represents the earliest settlers in America of all the families described in this work. John Clay set foot on American soil in 1613, seven years earlier than Susan Greenleaf Marcum in 1620 and Thomas Marcum in 1635. Clay also preceded the *Mayflower* and its passengers.

Thomas and Jane Marcum had a large family including son Beverly, the ancestor of the Ohio Marcums as well as many Marcums in both Tennessee and Kentucky. Although Beverly was a common southern name, the Ohio Marcum ancestor was the only Beverly Marcum of his generation. He was born in Rocky Mount, Franklin County, Virginia, in 1771. Rocky Mount, now in West Virginia, was a small village nestled in the mountains. It is not much changed today, and one wonders how these early

33

settlers managed a living in this area. Beverly had an older brother, Barnett, and sisters, Agnes and Sarah. Other brothers and sisters followed making a very large family as the Marcums were prone to have during that time.

In 1792 Beverly married Elizabeth Ward daughter of Daniel and Betsy Ward. Daniel Ward was a Revolutionary War veteran, and the Wards were close friends of the Marcums of Franklin County. Daniel Ward's will indicates he was moderately wealthy and left his twelve children land, slaves, and chattels.


**Ward History**


Elizabeth Ward, wife of Beverly Marcum, has a well-documented history. Brenda Reed's Kith and Kin (At Worldconnect. Rootsweb.com 2003) explains Ward history. Captain John Ward was born in Wythe, England, in 1570 according to most sources. Captain Ward arrived in Virginia on April 22, 1619, on the ship *Sampson* (Charles E. Hatch Jr. *The First 17 Years Virginia 1607 – 1624*, pp 73-4) He must have been a man of means because he brought fifty emigrants with him and selected 1200 acres on the south side of the James River for his private plantation. Captain Ward's descendants have provided a colorful history.

According to Reed, Captain Ward fished in order to aid Virginia's desperate need for food and contributed it to the general store. He served on the Assembly Committee in Jamestown in 1619. He was originally challenged as having no "authority" or commission but was later recognized for his support of the colony. His indenture was passed in 1620.

In the fall of 1620, it was reported that Captain Ward in his trading was "unfairly dealt with" by the colonists, so he forcefully took 800 bushels of corn. This incident may have added to the eventual unrest and massacre of 1622 when Powahton destroyed the Ward Plantation along with others. No further mention of the plantation exists, but Ward received reaffirmation of his grant in 1623. He was on the Virginia Muster in Elizabeth City in 1625. He was mentioned in 1633 as the captain of a vessel, which provided food for the settlers.

Sometime before 1636 Ward had transported his first wife Grace and others to

Virginia. It is thought that Ward was born in 1560-70 in Cambridgeshire, England, and married Grace____ sometime before 1639. Ward had transported Grace and three others to Virginia. By 1636 Grace had died, and Ward had remarried Elizabeth Boates, and died himself. Elizabeth later remarried Robert Hollum according to the ***Henrico Patent Book***.

Although not proven these Wards are thought to be descendants. Richard Ward Senior, was the son of Seth Ward "of Varina, in the upper parts" (Henrico) who had a lease for 50 acres of land 30 May 1634. Seth is presumed to be a son of Captain John Ward. William Worsham was in Henrico certainly as early as November 1640 for in a patent granted to William and George Worsham in November 1652. It is stated that a part of the said land was sold by Seth Ward to the said William Worsham 2 November 1640.

In 1634 the ***Patent Book 1***, (146-148) mentions Seathe Ward, planter of Varina as obtaining a twenty one-year lease for sixty acres in the Corporation of Henrico. Seth Ward is the established ancestor of the Virginia Wards. He was in Henrico by February 11, 1632. It has been assumed, but not documented, that Seth Ward was the son of Captain John Ward, an ancient planter.

Captain Seth Ward, probable son of Captain John Ward, arrived in Virginia in 1619. Captain John also arrived in 1619 on the *Sampson*. Seth is not documented on the ship's manifest, but, since he might have been under eighteen, he would not have signed for his passage. Estimates of Seth's birth range from 1600 – 1614 in England. He was perhaps a child when he settled in Virginia. He married Katherine Smith around 1636, probably in Henrico. On May 30, 1634, Seth Ward, a planter of Varina records a land patent in Henrico. (*Virginia Patent Book I* 146-8).

Later, Seth Ward bought the Thomas Sheffield property in Henrico. Sheffield had a royal grant of 2300 acres from the Crown and had settled there by 1619. The Powhatan massacre of 1622 wiped out those on this plantations, and the land remained vacant until 1634 when Seth acquired this land. An excerpt from *VA Genealogies 1600s – 1800s* (Family Tree Makers Family Archives CD 186;) states that "The earliest recorded mention of Seth Ward…By order of the Court 11 Feby 1632 that all such planters or persons whatsoever who shall have no land due unto them by adventurer of otherwise who shall have not land due they should have  certain quantity granted unto them by lease for 21 years, therefore…to Seath Ward of Varino..planter…three scores acres of land in …Henrico. Dated 30 May 1634.

Mention of John Ward, of Varinas, planter was also made in *Virginia Magazine* II (p 312).  Since John Ward resided in Varina the year before Seth, the evidence suggests kinship. John was dead by 1637.  Courthouse records long ago burned, and so there is no clear record of the father and son relationship.

Elizabeth and Seth Ward may have had three or more offspring including Mary born 1640, Richard, born 1636 – 43, and Seth, born 1651, all in Henrico.

Another Richard Ward, born in 1635, is listed as a "Person of Quality" who passed through the Port of London on Dec 25, 1635. **(Original Lists of Persons of Quality)**  This Richard must have be born in England, and at least eighteen years old to be so recorded; therefore, he fits better in the Ward family as Captain John's son or Seth's brother rather than Seth's son. This Richard is well documented, and his will exists proving his children and date of death. His first son was called Seth which adds evidence to his relationship as son to Captain Seth. Born before 1617 in England, Richard came to Virginia and received a land patent July 14 1637, 100 acres in Varina (50 for personal adventure and 50 for one passenger). By 1665 Richard patented 1337 acres on March 9. Richard's will was dated April 18, 1862, and probated August 1, 1682 (Henrico Records). He and Elizabeth had four children; another Captain Seth in 1661 in Varina, Richard in 1664 in Sheffield, Elizabeth in 1667 in Sheffield and Edward in 1670 in Varina. (***Genealogies of VA Families Vol V Ward*** Family – Family Tree Maker – 1998). Richard's will mentions his son Seth.

Captain Seth Ward, son of Richard Ward, was born in 1661 in Virginia, Henrico County. He died about 1707 in "Sheffield" on the James River, Varina Parish, Henrico County, Virginia. He was a neighbor of Thomas and Susan Marcum who also resided on the James River at the same time

## *Excerpts from Richard Ward's Will (1683)*

*...To eldest son Seth Ward plantation I now live on and all the lands that shall be left in what I expressed in my will....To eldest son, Seth Ward, one bed, bedstead, with curtains and vallainces, 2 flock beds with covering, one large table, and forme, one old chest, 7 pewter dishes, one gallon flagon, 6 plates and leather chair, one joint stoole, one chest, ...one kettle, one brass kettle,...a spit and frying pan...3 napkins, 3 pr sheets...7 head of cattle, 3 of them cows, 1 Bible, ...One half ensuing crop made by my 3 hands Simon, Lygon, Ross, and Jack, either of Indiane Corne or tobacco...*

*To son Seith Ward, jack my Indian Boy...*

*...daughter Elizabeth, a horse mentioned running at the world's End....*

*Rosse, an Indian boy, belonging to Edward Ward....is adjudged to be fifteen years old...*

Captain Seth, son of Richard, born in 1661 and in Varina, Henrico, Virginia, resided and died on "Sheffield" plantation purchased by his grandfather also called Captain Seth. Sheffield lay on the James River, eight to ten miles below Richmond. Seth was twenty-one when he inherited this property and became guardian of his younger brother Edward. In 1861, he married Anne Hatcher, daughter of Anne Lound and Henry Hatcher. In 1700 he was Captain of the Militia in Henrico, Virginia, had 700 acres and was sheriff in 1721-22.

Seth died at age forty-five leaving his children orphaned in December of 1707. These children included Seth Jr. born in 1682, Joseph in 1686, Richard in 1692, and Benjamin in 1695. Seth Jr was chosen by brother Joseph as guardian and Benjamin chose Robert Burton (1677-1739 p 50). Anne, the widow, married William Blackman who ended up living on the Ward plantation and handling the estates of Seth's children__(*Henrico Records Vol 4.*) Blackman was fortunate man indeed, to marry the wealthy widow. She died in 1734.

Seth and Ann's third son, Richard Ward, was born Oct 29, 1692 in "Sheffield" Henrico County He married 17 year old Frances Stanley in 1716 in Virginia. She was born September 14, 1700, and died before 1759 in Charlotte County. Richard then married Mary Johns in 1759 presumably after the death of Frances. Richard and Frances had at least two children; the first was Benjamin Ward, born September 18, 1717 in Henrico. Richard died in 1762 in Cornwall Parish.

Besides spending much of his life in court, Benjamin married Frances Stanley as his second wife in 1716. They had two children. In 1754 Richard conveyed to son Benjamin 500 acres and horses, cattle, hogs, furniture and thirteen slaves. In 1755 Benjamin sold son Ben 1500 addition acres, all his lands in Lunneburg County. Richard died in 1762 in Cornwall Parish, Virginia.

Richard's son Benjamin inherited 1320 acres in Bedford County from father Richard. He was also appointed guardian to Richard Ward, son of father and second wife, in 1764. By 1766 he was removed as guardian. When and where Benjamin died is not known, but he was alive in 1776 in Brunswick County. His first wife Missy was born about 1725 and married him in 1738 when she was only thirteen. Their only child Daniel was born May 4, 1739, in Lunenburg County, Virginia. Missy's identity is unclear, and she may have been a slave. Missy died before 1745, probably in childbirth, when Ward married again in Virginia to Mary Duke and had six more children.

Daniel Ward, only son of Benjamin and Missy was born Mary 4, 1739. Daniel died Feb 6, 1826, in Franklin County, Virginia, now West Virginia. He was a farmer and lived to be eighty-seven years old. His life was much less colorful and exciting than his grandfather Benjamin. Daniel had several half brothers and sisters. The Ward Family Record was passed down to Elizabeth Ward, daughter of Daniel and Betsy, who married Beverly Marcum. She then passed the record to their son Peter who left it to his daughter. Daniel had married Elizabeth "Betsy" Boling before 1767 in Pittsylvania County, Virginia. She was born around 1747 in Pittsylvania and died in 1820 in Franklin County.

Daniel Ward participated in the Revolutionary War. He furnished beef, 965 pounds, for the Continental Army and was paid 9 pounds, 13 shillings for the beef. (***Virginia Mag of His and Bio.*** July 1902). Proof of descent from Daniel allows a Daughter or Son of the American Revolution membership.

This Ward couple had thirteen children including Elizabeth who married Beverly Marcum. Betsy and Daniel's daughter, first child Elizabeth, was born in 1770 in Pittsylvania and died after 1850 in Darke County, Ohio, and married Beverly Marcum in October 1792. Their first born Peter was born six months after their marriage in April 1793. One might wonder at the name Peter for their first born, but a study of the Clay family provides a clue. Their second son was named William, followed by Thomas, Josiah, Daniel, all Marcum family names. Peter does not show up as a name in descendants of Beverly or ancestors of same but Clay history suggests the name was from the Clay family.

Daniel Ward's will has survived. He died in January of 1826 preceded in death by wife Betsy.

In his will he mentions daughter Elizabeth, spouse of Beverly Marcum. The estate was rather large and probably aided Beverly and Elizabeth in the expense of pulling up stakes in Tennessee where they lived and making the move to Ohio to purchase land.

## Marcums in Revolutionary War

There is no evidence that Markhams of New England or Marcums of Virginia were Tories during the American Revolution as some have believed. As a matter of fact, the list of Markhams and Marcums who fought for the Colonies is extensive. Descendants of Thomas and Susan Marcum fought valiantly in this conflict. Thomas Marcum of Amelia and Franklin Counties, Virginia, does not appear in Revolutionary War records. He would have been in his late 30s when the war began and the father of a rather large brood of children. His father-in-law, Daniel Ward, did participate in a small way. The notion of Marcums heading for Nova Scotia with Tory sympathizers is not evident in any records. These people were interested in the land, not politics.

## Beverly Marcum

Thomas and Jane Clay Marcum, Beverly's parents, moved to Stokes County, North Carolina, sometime after Beverly's marriage. Several Marcum families resided in this area. However, Beverly and Elizabeth's first three children were born in Franklin County, Virginia, where they had remained.

One of Beverly's jobs during this time included building the National Road leading to Kentucky. There is a hamlet on the old road called "Marcum's Rest." Eventually, he and his family moved to Claiborne County, Tennessee, around 1796 where the remaining ten of their thirteen children were born. The seven sons of Beverly and Elizabeth left descendants in Tennessee, Kentucky, and Ohio.

By 1829 Beverly and Elizabeth inherited money from Elizabeth's father, Daniel Ward, who died in 1826. They decided to move further west and bought land in the Miami Survey in Miami County Ohio (Ohio Land Records). Since Tazewell, Tennessee, was on the main road to the Cumberland Gap and settlement of Ohio and Kentucky, the Marcums no doubt heard stories of the wonders of these areas. Beverly and his family traveled two hundred and fifty miles from Claiborne to Miami County, Ohio. They traveled by horse and wagon taking items of necessity. The trip must have taken over a month. The road they traveled passed near Boonesborough, through Lexington and north to the Ohio River, and to Cincinnati, and Miami County which was not yet divided into Darke County.

Of their seven sons, however, three remained in Tennessee while the rest removed to Ohio with their parents. The children who came to Ohio included Jesse (1804), Martha (1806), Agnes (1807), Elizabeth (1808), John (1812), Thomas (1814), and Anna ( 1816). Miami County eventually was divided into Darke County. Unfortunately, Beverly died suddenly in 1831 at age sixty years, seven months and twenty eight days and is buried in the Old Ludlow Cemetery in New Laura, Ohio. His gravestone no longer stands but is piled in a cemetery shed with other stones of that era.

It is possible that he died of Milk Fever, a common ailment during the time. Milk Fever was caused by livestock roaming free in the forests and contracting the disease from plants. His widow lived with son Josiah near Ansonia, a small village in Darke County, Ohio, until her death after 1850. She may be buried in the same cemetery, but many of the markers are gone. She was at least seventy-five when she died, having lived fifteen years longer than her husband.

## Peter Marcum's letters, a look into the Civil War

Beverly's first born, Peter, left several letters that survive today. These letters trace the horrors of the Civil War as experienced by man who chose not to take sides but saw his family split in support of the North and the South. Peter was born in 1793 in Rocky Mount, West Virginia, and moved with his family to Tazewell, Tennessee. He fought in the War of 1812, was a blacksmith in 1820, married Priscilla Hill and became a wealthy man in the small town of Tazewell.  His father, mother, and most of his siblings left for settlement in Ohio, but Peter chose to remain in Tazewell.  In 1840 he left Tazewell to manage an uncle's plantation containing hundreds of slaves for the widow of Dr. Ward.  He did so for two years until his health began to fail. In 1842 he was back in Tazewell where Priscilla died in 1850.  He remarried Abigail Sutton, age twenty-two, when he was fifty-seven, less than two months after Abigail's death.  He had several children by both wives.

When the Civil War broke out in 1861, Peter's son James and James' son joined the Union Army while Peter tried to remain neutral amid southern sympathies.  In January of 1864 he sold his farm in Tazewell for 3500 Confederate dollars.  Confederate troops had ransacked his house and bushwhackers stole everything they could.  After searching four counties for a place to live, Peter found one and a quarter acres which he bought for three thousand dollars from a Confederate soldier.  He then was robbed of stock and feed and became ill. Abigail sold dresses and furniture to feed the family.  Peter, once a wealthy and prominent man, was extremely ill and could no longer support his family.

The last letter he ever wrote was to his brother Josiah in Ohio on November 27, 1864. At age seventy-two Peter died less than a month later on December 20. He was buried with Masonic Honors near Loudon, Tennessee. Abigail later married Davis Tolbert and had two more sons by him. There exist letters about a law suit regarding Tolbert's estate by Peter's sons, the result of which is unknown.

Peter's brother Josiah, living in Ohio for decades, probably did not receive the letter until after Peter's death. It is doubtful that Peter had seen his brothers since they left Tennessee in 1830, thirty-four years earlier.

*Blue Spring, Roane County, Tenn.*
*November 27, 1864.*

*Although in great pain of and distress of soul, I take up my pen to scratch you a few lines. I received of the 8th of May last, come to hand 19th of June, and was rejoiced to hear from you and to know that you were all still living and well. Dear Brother was severe on the Rebels. I had taken the oath and am living up to it…you know me and do hope will believe me to be hones in politicks, as well as all other matters.*

*November 29<sup>th</sup>          Brother let us not condemn all because of the acts of a few gorilleys, bushwhackers and robbers for we have them on both sides.   The motives of all good men are although may err in head, but not in heart …my notion is that God intended to scourge this nation and to submit for His will to be done.   I suppose you that the pride of the human heart forbids the idea of begging while they can help themselves and none feels more so than I do as I have always lived well and free from want, but the case is now altered, me broke up and ruined with a helpless family, myself not able to labour even.   I recover from my present affliction which I think, doubtful, and next to death and judgment is my concern for the raising and schooling of my children and I ask you if God has blessed you with the means to afford it, and if so, can you find the heart to settle us on a farm 8 or 10 years if required so long — we are now entirely dependent on my wife's labour, she cuts and makes coats and other clothing and we have sold two beds and yet we are to suffer*
*Mr. Peter Marcum*

Another letter of Peter to his son James, the Union soldier, survives.   It was written in October 1864, a month before his final letter to Josiah in Ohio.

*James, it does my soul good to know that through all the distress and calamities of the present time to learn that you have not lost your sympathy and affection as a son. And now let me say to you, as I suppose that your trials have made well acquainted with the feelings of a father by which you can judge of my affection and concern for all of my children. I know no difference between them. James, I must confess that for a long time after you went off, I did feel hard, but it has all long since left me. You know that Brother Josh wrote me a letter. I was pleased with his plain, blunt manner in which he addressed me...one thing he might have left out, that is he cited me to.... To tell me all about the wicked, devilish acts of the rebels. I know that there are a great many very bad men in the South, yes, friends in human shape, and they belong to both side of politicks. But the Union men of Tennessee have some amongst them that belong to the army, thought mostly that do not belong to the army, or who has deserted the army, that have acted worse in the line of robbing, bushwhacking and murdering than any others that I have heard of.*

*...Brother Josiah was raised with me and I hope knows and believes me to be a man of truth and honesty and, if so, he surely will allow an honest difference of opinion possible.*

...I have wrote two letters to Ohio and as yet have received no answer......I wish when you get these lines, you would drop them a line and let them know the last one is at West Milton yet, as I am in such bad condition.

Nov. 15*th*, 6:10 am.  I am poorly this morning, James. You advised me to come North.  This is my determination if I should live, as soon as I can. Consistent with my interest which will depend on circumstances unknown to me or others, except to God only.

Now, as you may have some idea of my fix, I will say to you that I sold my farm and mill in Claiborne last January for $3500 in Confederate money.  Got $2500 down, the balance 1,000 and interest to be paid last January in Confederate Treasury notes which is yet due. I also sold all the rest of my effects except part of my household, say beds and clothing.  I kept all for Confederate money. I rode four counties to try to suit myself in a place.  I could have got places that did not sit me and not worth half as much as the one I sold at the same price.  And the money began to go down and I waited a while, thinking that something might turn up for the better, but still worse, so in order to save a little I give $3000 for one and three quarters acres of ground at this place having on it a large storehouse and lumber houses, a frame stable and frame spring house, all say worth

$1000 good money.  This I bought on the 30$^{th}$ Nov. last from a Rebel soldier.  I am told that they say they will confiscate it and about the time I bought this, the robbers and thieves robbed me and stole my corn from the field so I was left without horse, cow or hog, and without bread and not a dollar that would buy anything and not able to work.  My wife makes coats and clothing and we have sold one bed and Abigail has sold off all of her finest clothes, and William Marcum (brother) has helped me at least fifty dollars...so we have not yet suffered very severely but fear we shall for food and raiment for my little children is badly clad and are barefooted.

I have 30 acres of land out by Wm Cox's place in Claiborne.  I also have a lein on Sutton Landss on Powell's river or $250.00 and some $200.00 of fees in the Circuit and Chancery Court offices and some other debts over Claiborne, so you see I shall have to stay here till this war is settled, for the North takes my lot here and I should go North and the South gets the chance, they would confiscate all, so I would be flat.  And not knowing how God designs this is war settled, I have determined to stand still and see - and submit freely for his will to be done.  Let me say to you that I have long since taken the amnesty oath and expect and intend to live up to it....

James, you know I acted at the beginning of this war as I said as much to you as I did  to anyone ,  I *believed and contended that I was right, but I soon cooled down and have acted mildly since. I have never committed any war act in any way and have accorded to others the same right of thought which I claim for myself, and I here say that all well disposed union men have treated me friendly, also the Federal officers and soldiers have treated me gentlemanly every moreso, and I am sorry to have to say that some of the Confederates have, the there are bad men in both armies, but the worst men we have do not belong to either army proper, but go about and pretend to belong to the army. They pretend to have orders to take horses or mules and other things. You undertake to follow them up to the command to which they say that they belong to, adn they know nothing of such men.*

*Nov. 27th. I have been in pain for last eleven days and I could not sit up and write, and am very bad now. ...I could write much more if my condition would admit it. Write soon to me, and to Ohio about the letter at West Milton for them. I see in none of the letters that I have, a word said about Brothers Thomas and Jesse, and I am anxious to hear of them.*

Two more letters exist from James to his sister Mary Ann Marcum Hansard who still lived in Tennesse. These letters refer to problems with Peter's estate after his death.

Analysis of Peter's letters, expose his conflict with allegiance during the Civil War. Obviously, he did not enlist as a Confederate soldier, and that probably caused him grief among his fellow citizens of Tennessee. He probably did not openly sympathize with the Union for fear of reprisal; however, he was caught between the two forces and lost everything because of it. There is no evidence that his brothers in Ohio ever offered him support although Peter died before he heard from them so it would not have helped had it been offered. There evidently was no contact between Peter's descendants and his brothers' descendants after Peter's death. Peter's descendants remained in Tennessee.

## Thomas Marcum Senior

Beverly's youngest son Thomas, was born in 1814 in Tennessee. He came to Ohio at the age of fifteen with his parents and siblings while Peter, Beverly's firstborn and Thomas' brother, remained in Claiborne County for most of his life. Thomas probably knew little of his

55

older brother.  While Thomas, the youngest son, married and raised his family in Darke County, Ohio, Peter's family was torn apart by the Civil War during which he saw his brothers and grandsons fight on both sides of the conflict.

By 1864, Peter died, having seen not only the tragedy of the Civil War as he was forced into Confederate service, but also the deaths of his wife and three granddaughters in three weeks due to an epidemic fever.  It is probable that Thomas, the Ohio Marcum ancestor, never saw his brothers, Peter, William, and Daniel who remained in Tennessee, after he and his parents and other siblings set out for Ohio in 1829.

Thomas, too, was touched by the tragedy of the Civil War. Thomas had three sons, all affected by the war. His son Beverly, died from complications of his war service in 1868. Beverly's brother, Thomas Marcum, also fought for the Union but returned home and lived a long life. The third son Horace Greely suffered a head wound which plagued him for the rest of his long life.

In 1835 Thomas, the son of Beverly, married Anne Knee (not Keen as sometimes reported) in Miami County and was listed as a cooper.  They had four children: Mary Jane in

1837, Beverly in 1843, Thomas in 1845, and Horace Greeley in 1848.  Anne died before 1850, probably in childbirth, when Thomas married Cynthia Peake and had two more children, Albert and Mary. Thomas and Anne's oldest son, Beverly, named after his grandfather, was born in 1843 near Ansonia in Darke County, Ohio.  The Marcums were farmers.

Anne Knee was born in Bedford, Pennsylvania, around 1810 or later.  Anna was the daughter of Henry Knee, born in 1785 in Pennsylvania and died in 1830 in Darke County, Ohio.  Henry was one of several children born to Philip Knee, a Hessian soldier in the Revolutionary War.  Knee defected from the British army and moved to Bedford County.  He and wife Mary Agnes Clapper were born in Germany around 1744. The Knee family settled in Miami County Ohio in 1818. Daughter Anna married Thomas Marcum in Miami County, March of 1835.  She died before 1850, possibly of childbirth when her son Horace Greely Marcum was born in 1848.  Thomas then married Cynthia Peak in 1850.

Thomas and Cynthia remained in or near Ansonia, Darke County, Ohio, for over 25 years. Their children included Mary, 1852, and Albert,

1857.   Cynthia must have died before 1866, when Thomas took a third wife, Lucinda Morehead, on February 5, 1866. In 1850 and 1860 Thomas was listed as a farmer.   By 1870 Thomas had become a cooper while Lucinda worked as a domestic servant.   By this time, Thomas' three sons, all Civil War veterans, had returned home where the eldest Beverly died in 1868.   Thomas and Lucinda may have turned their small farm over to Thomas Jr.   By 1880 Thomas and Lucinda had moved to Piqua, Ohio, where Thomas worked as the high school janitor.   Thomas was 65 and Lucinda 57 at this time.   No further record of this couple has been found.   There was no 1890, census and they are not listed in 1900 anywhere. It can been assumed they died after 1870 and are probably buried in Miami County. It may also be assumed that Thomas never succeeded financially in his endeavors. His wife may have remarried but no records have been found.

This pioneer, born in Virginia, traveled to Tennessee, then moved to Ohio before he was 15 years. He no sooner arrived in Ohio when his father Beverly died suddenly. His schooling was probably very sparse.   He saw his three sons all enlist as teenagers in the Civil War and one die as a result. He outlived two wives.  He struggled with farming and finally ended up as a janitor in a high school.  There is no record of his burial, yet he was one of the pioneer settlers of Darke County, Ohio.

## The Sons of Thomas Marcum Senior

All three of Thomas Marcum's sons fought for the Union in the Civil War.  Beverly enlisted January 1862 at the age of nineteen. Thomas Junior enlisted in the Indian Infantry in November 1861 under the name of Thomas Markeen; he was just 17 and lied about his age. He later transferred to the 58th OVI to be with his brother Beverly.  He was not mustered out until September 1865 having served three and one half years.  Younger brother Horace Greely could not wait to join his older brothers and ran away to enlist with the 129 Indiana IVI on March 7, 1864.  He was only 16 at the time.  He mustered out August 29, 1865, having served one and one half years. His pension records list him as an invalid in 1865, injuries which plagued him the rest of his long life.  All three men returned to Darke County, married and had children.

Thomas Junior married Samantha Joseph around 1867. By 1870 they had son Charles and were living in Wabash Township, Darke County, and farming. Horace married Mary Jane Riffle, and this couple lived in Ansonia where Horace worked as a day laborer. Both men had limited education and means. Older brother Beverly had married and died in 1868 leaving widow and one son Delius in Ansonia.

By 1880 Thomas, Junior and Samantha were still farming and had three more children, Roy, Orlando and Mary. Horace and Mary were living in Union City, Ohio, with four daughters: Mina, Olive, Nettie and Emma. Horace's occupation was listed as "gets out bbl staves". By 1890 Horace was listed on the Veterans' Schedule as having ulcers and varicose veins. Family tradition suggests he suffered from a severe head wound received in the war. In any event he managed to work and sire six children including Horace Greely Jr. before being committed to the Dayton Sanitarium for the Insane in 1900. He died there in 1901, leaving widow Mary and several children in the Dayton area.

By 1900 Thomas Junior and Samantha were still living and farming in Darke County.

Four sons were living with them but daughter Mary had married. By 1910 Thomas and Samantha were living in Montgomery County with son Orlando. By 1920 Thomas was living with daughter Mary and husband Paxton. Thomas was 74 years old and had outlived both brothers. By 1930, Thomas no longer appears in records. He had no doubt died, having lived to a goodly age. The sons of Thomas Junior had all disappeared from records by that time. None of this pioneer Darke County family remained in that county.

These three sons, all Civil War Veterans, evidently had problems. Descendants of Beverly Marcum did not know of the existence of their uncle Thomas who outlived his brothers. They remembered Horace, the younger brother, but did not seem to know that Thomas lived fairly close in Dayton, Ohio, died there and left descendants. Perhaps the widow of Beverly Marcum did not chose to recognize her brother in law Thomas for some unknown reason. It was unfortunate, however, because the descendants of Thomas and brother Beverly never met.

**Beverly Marcum and the Civil War**

Although the Civil War began in 1861, Beverly waited until he was eighteen and in 1862 enlisted in the 58th, Ohio Voluntary Infantry, at Camp Dennison, Ohio. He was a shoemaker by trade and had completed the eighth grade. He is described as five feet seven and one half inches tall with black hair and black eyes. Perhaps he enlisted because his brother Thomas had run off to join the army several months before. No doubt Beverly and Thomas had followed events of 1861 closely and discussed what it would be like to fight for the Union. For a year Beverly fought under General U. S. Grant and was promoted to Sergeant at Vicksburg. He was mustered out in Camp Chase, Columbus, Ohio, in January 14, 1865. He returned to Ansonia, worked as a shoemaker, and courted Mary Margaret Riffle (also called Retta by her husband and Maudie by her grandchildren). Mary Margaret descended from David Riffle, one of the earliest Ohio settlers and a renown frontiersman who was one of the first settlers of Darke County, Ohio.

**History of the 58th OVI**
**From <u>Ohio in War</u> by Whitelaw Reid**

Beverly Marcum and his brother Thomas were part of the Ohio Voluntary Infantry. The 58th was organized in 1862 by order of the governor of Ohio. Colonel Valentine Bausenwein was in command. The regiment formed at Camp Chase, Columbus, Ohio, in January in 1862. Through February 10, the enlistees including Beverly Marcum were instructed in the art of war. At an urgent call, the 58th OVI were transported to Cincinnati, Ohio, and left on February 11 on the steamers Tigress and Dictator for Ft. Donnellson, Tennessee where they arrived on February 13, 1862.

The regiment located within four miles of the fort had only enough time to prepare coffee when the sounds of battle were heard. They then marched twelve miles over rough roads to get into position and went into camp by evening. Fatigued, the 58th fell asleep and awoke to find three inches of snow covering them. They were assigned to Thayer's Brigade, a of General Lew Wallace's command, the same man who later wrote the famous novel **Ben Hur.**

The assault on the fort began with the 58th taking a part. The Rebels attacked furiously but were repelled. The 58th remained in position until evening.   At age eighteen and inexperienced, Beverly Marcum had his first taste of battle and watched the next day when his commander pulled down the first rebel flag the men had ever seen.  The 58th next held the Nashville Road.   The Rebels told their commanders they could not take the road because it was held by regular soldiers.   The mistake occurred because the 58 th wore hats with regulation feathers and dark blue uniforms.

Then occurred one of the worst battles of the Civil War: The Battle of Shiloh, about which General Grant in his <u>Memoirs</u> (191) wrote

*Shiloh was the severest battle fought at the west during the war and but few in the East equaled it for hard, determined fighting.  I saw an open field…over which the Confederates had made repeated charges the day before, so covered with dead that it would have been possible to  walk across the clearing, in any direction, stepping on dead bodies, without a foot touching the ground.*

The now-seasoned men of the 58th faced the worst battle of their service.   On the morning of April 7, 1862, it held a position on the right in Taylor's Brigade, Wallace's Division, and was under fire until 4 pm when the enemy

64

retreated.  The unit was praised for its conduct but suffered losses of 9 killed and 43 wounded.

On Sunday, the sixth of April, 1862, Colonel Thayer prepared his men to advance to Pittsburg Landing, Shiloh, by orders of General Wallace.  The brigade readied and was marching by noon.  They arrived at the "field" at dark.  Commander Thayer writes in his report on April 10

*…We arrived upon the field at Pittsburg at dark and throwing out a strong force of pickets in front of our line, we bivouacked in order of battle, the troops lying down with their arms in their hands.*

*…daylight on the 7th..the 58th placed in rear of {1st Nebraska} and 3rd Indiana}*

*Then came the order from General Wallace to move forward…moving the brigade in full line of battle…enemy pushed nearly half a mile…battle raged with unabated fury for nearly two hours…the men loading and firing at will with great rapidity…ammunition nearly exhausted. .ordered the 58th…back a few rods to a ravine…in 20 minutes from the time they left the line they were again in position before the enemy, but the enemy was now fleeing…whole division in pursuit for a mile and half when we bivouacked for the night.*

*Thus did we drive the enemy before us from five o'clock in the morning till 5 o'clock in the evening. .never receding an inch...pressing forward over 4 miles... the 58th Ohio proved themselves worthy of the confidence reposed in them. They fought with unabated courage...never yielding...they have my highest esteem for their noble conduct.*

The 58th had fought continuously for a four mile stretch for ten hours.

Then came the tedious march to Corinth on April 8, 1862 where the Union forces took possession of the abandoned town. They rested there until June 1 when they received orders to remove to Memphis whenever they arrived by June 17. It then was ordered to Helena, Arkansas, and arrived July 27 and remained until Oct 5, 1862. It participated in several skirmishes. In December of 1862, the regiment joined Sherman's forces for the assault on Vicksburg. They fought at Grand Gulf with tremendous losses.

The 58th remained at Camp Steele in Mississippi until the 22nd of December when steamers took them down the Yazoo River for Johnston's Landing. On December 27 there was heavy skirmishing in which the regiment took the lead.  The next day it was ordered to charge the enemy's works which they did gallantly. They tried to take the works but could not.  The loss was 45% of its men with three officers killed.  Beverly remained intact however.

In January 1863 the unit embarked for Louisiana and camped there until February 1863. They they served on ironclads on the river and ran the gauntlet of the Vicksburg battalions. In September they joined the land forces at Vicksburg, Mississippi. They performed provost duty until December 24, 1864.  At that time they were ordered to Columbus, Ohio for discharge on January 14, 1865.  Beverly Marcum received a promotion to sergeant at Vicksburg.  His brother Thomas also had transferred in to the 58th and received a promotion to Colonel at Vicksburg.  Thomas was not mustered out until September 1865 when he, too, returned home to Darke County, Ohio.  Both men returned to Dallas, Darke County, Ohio.  By this time Dallas had been renamed Ansonia as follows:

## ANSONIA

**How a Clock Named an Ohio Village....**

"In the north central section of Darke Co. there is a village which has the slogan the 'Old Home Town.' Oldsters will remember it as a place where they used to delight in eating cracklings after mother had rendered lard. Others will recall with nostalgia the autumn, the brisk air and the thick carpet of rustling leaves....

"This is Ansonia, the old home town. It is home to approximately 900 people who live here...and scores of others who have moved to other parts of the nation... Ansonia, which is located on state routes 118 and 47, was laid out in 1845. In the earlier days the area was heavily forested. The village was a center of industries manufacturing wooden hubs, staves and spokes. George W. Calderwood, famed for his column, 'Darke County Boy,' in the latter part of the 19th century, had this to say about the forests: 'Timber is an awful nuisance in this county. It's so thick that hogs get lost for days at a time.'

"He recommended that roads be made of wooden planks because wood was cheaper than gravel. 'I expect to live to see the day when there will be a plank road from Darke County to Cincinnati.'

"Mr. Calderwood did not realize that the supply would diminish so rapidly. During the 1850's people were burning the trees just to get them out of the way. It *wasn't long before the lumber industry disappeared from Ansonia. However, there remained fertile ground suitable for diversified farming and Ansonia today is the center of a rich agricultural area.*

"The village was first called Dallas. Since there was another town of the same name in Ohio, the U. S. Post Office became confused. In 1887 Postmaster Samuel Light was winding a clock in his office when he noticed that it was made in Ansonia, Connecticut. After thinking about this name, he suggested that Dallas be changed to Ansonia...

"The clock still hangs in the office of Ansonia's present postmaster, Paul Smith, and it still keeps good time!...."from Darke County, Ohio Web page (04Feb03)

Beverly's life in Ansonia was short; however, his brother Thomas remained a resident of the village for many years. Between 1865 and early 1867, Beverly courted Mary Marietta Riffle also of Ansonia. Beverly Marcum had returned home to Ansonia late in January 1865. Sometime later he met Mary Marietta

Riffle, probably at an Ansonia village function. Both sets of parents resided in the vicinity. Mary Marietta's father Aaron had died in July of 1865 and never returned to Darke County, having been drafted into Union service and dying in a Washington D. C. hospital and buried in Arlington Cemetery. Mary Marietta lived with her mother Catherine and two younger brothers. One might speculate that Beverly and Mary knew each other as children.

Beverly wrote the following letter as a proposal for marriage: The following transcript is taken from the proposal letter written by Beverly to Mary Marietta Riffle in 1867. This letter and several others as well as original pages torn from Catherine Riffle's *Bible* are in the possession of Bonnie Miller. This letter was written by a man with an eighth grade education but is extremely eloquent. Note that Beverly addresses her as Loretta.

*Dallas, Ohio. Feb. 14, 1867.*

*With Joy and many imaginary visions that occupy the noblest thoughts of a young man's first and earliest thoughts of love, I address you for the purpose of proclaiming those vows to you, fond Loretta,*

*Oh, Heaven, how often have you caused the thrilling dart of cupid's arrow to pierce the very chord of vital existence.*

*Oh ye, dwellers of distant climes bear witness of my confusion. When I say you and only you can I ever Love, Loretta,*

*Oh what in this world __ all its charms in comparison with her I love, Oh, blame me not - when I speak this true, Loretta, For what are the brightest planets that __ little world of _ and love in comparison with her.    Heavenly Light that beams from those sparkling eyes. Oh may those cheeks that now blooms with the delicate hue of health and Virgin purity never fade till it is the mournful duty of beloved friends to see them fade never to resume the bright color they now present in the world.   But soon to be reanimated in a World where Bright Eyes grow not dim and rosy cheeks never fade.*

*With all self controlling power that be who probes on high has endowed me with have I endeavored to hold Love in Captivity,*

*But oh as well might I attempt to paint the colors of the Rainbow as to thrust that form from my mind that is most sacred,*

*Will you then, or can you Adored Loretta listen to my plea with indifference or cast those Heavenly smiles you once bestowed when my hopes were much brighter and _ anticipations of future happiness.  Know no doubt!*

*Now, Loretta it is useless for me to continue my protestations of Love for in those few weeks thoughts have I tried to show you my Earthly Happiness is at stake from your Lovely self,*

*Oh, may Angels pure assist me in my attempt to never be separated from the bosom of her I worship,*

*Oh, If I should be so unspeakable happy as to be worthy of your hand, and Heart that knows not guile, Assist, Yes graciously guide my ships ye Holy ones, that I like the Prodigal son may not wander away But always prove true to You, make your home on earth a little Paradise, and should the  messenger who wafts us to our Eternal home, Call me before you, May I die in those Arms Entwined around my Sinking form and th _ that cometh from a Wounded Heart dampen the brow of a faithful husband,*

*Answer soon Oh soon you answer Soon!*

Mary Margaret Riffle answered yes, and the couple married in Darke County in April 1867.  It is probable that Beverly was in reasonably good health at that time. However, the marriage was of short duration because Beverly died three months after their son Delius Larue, was born. Beverly died in April of 1868, and the couple had been married only one year when Mary Marietta found herself a widow with a three-month-old baby to support.

Family tradition states that Beverly died of exposure due to the Civil War, a very common cause of the death of a veteran. Beverly's death certificate states he died of "disease of the Lungs". He was buried in the Ansonia Cemetery. His widow, Mary Marietta Riffle, married Aaron Marker in 1871 and had another son, Everett Marker, in 1872, but this marriage was also of short duration due to divorce or separation. It is probable that Aaron Marker deserted his family and moved out of state to California where his son later moved. Eventually, Mary Marietta came to Hamilton, Ohio, to live with her first son Dellius and family where she died in 1924. She struggled her entire life to support two fatherless sons.

## The Name Larue

Beverly and Mary Marietta Marcum named their first, and only child, Delius Larue. Delius named his second son Paul Larue, and Glen Marcum named his son Joseph Larue. Where does this name come from? The Larue name comes from Picardy, France, and the family is descended from an ancient Celtic tribe from that area. In the 1500s the family became Protestant, in particular, Calvinists. They were called Huguenots in France and thought ill of by the French Catholics. In any event, several Larues came to America in the late 1600s to escape persecution.

By 1783, Jacob Larue owned 18,000 acres in Jefferson, Kentucky and 8000 acres in other counties. The Larues ended up in Hardin County, Kentucky, by the middle 1800s and had quite a sizeable amount of acreage. Perhaps Beverly Marcum served with a Larue during the Civil War. Perhaps a Larue came to Ohio with Beverly's father. Perhaps an event during Beverly's march through Kentucky during the war suggested the name. It seems probable that Larue meant something special to Beverly and was carried down two more generations.

## Delius Larue Marcum

The only son of Beverly and Marietta Marcum, born three months before his father died of lung disease, grew up under severe hardship. He was forced to quit school in the eighth grade in order to help support his mother and half brother, Everett Marker. His stepfather of a few years evidently left the family to survive on their own. Delius' mother worked as a seamstress. Delius met Alice Weidner at a village party where he was a drummer in the village band. The couple married in 1890 when Del was twenty-two years old. They remained in Ansonia until 1891 when, with one child Hazel, they moved to Union City, Indiana, where Del was a carriage painter. Their remaining children were born there. Del exhibited artistic talent that was inherited by several of his children and grandchildren. Perhaps his father Beverly was a talented man who died much before his time.

Today, there are thousands of Marcum descendants, many from the sons of Beverly Marcum of Virginia and Tennessee. Kentucky is full of Marcums who descend from the Thomas Marcum of Virginia. Most Ohio Marcums descend from the sons of Beverly Marcum and their descendants.

In the end, most American Marcums can trace their descent to one Thomas Marcum and Susan Greenleafe, early settlers of Jamestown, Virginia.